実際に手を動かしている
医師・ナース・技師による

必携！血管外科診療ハンドブック

編著 末田泰二郎

南江堂

◆ 執筆者 ◆

末田泰二郎 すえだ たいじろう
広島大学大学院医歯薬保健学研究院
外科学　教授

黒崎　達也 くろさき　たつや
広島大学病院
心臓血管外科学　講師

髙橋　信也 たかはし　しんや
広島大学病院
心臓血管外科学　診療准教授

片山桂次郎 かたやま　けいじろう
広島大学病院
心臓血管外科学　診療講師

久米　伸治 くめ　しんじ
広島大学病院
診療放射線技師

溝端　美貴 みぞばた　みき
Vascular nurse の会　会長
大阪労災病院看護部 CVT

序

　血管外科は外科分野で進歩が一番著しい領域である．下肢静脈瘤では従来のストリッピング，硬化療法に加えて，レーザー治療，高周波焼灼治療といった血管内治療が普及して，日帰り手術が可能になった．末梢動脈手術では高性能の静脈弁カッターが出て *in-situ* vein grafting の吻合が容易になり，開存成績が改善し distal bypass も行えるようになった．末梢動脈用血管ステントも進歩して膝窩動脈領域にも使用可能になった．腹部大動脈瘤は従来の人工血管置換術に加えてステントグラフト治療が普及して，手術症例の半数以上がステントグラフト症例となっている．胸部大動脈瘤も下行大動脈瘤は大多数がステントグラフトで治療でき，弓部大動脈瘤まで適応を広げている．弓部大動脈瘤には弓部分枝動脈を debranch してステントグラフトを挿入するか，chimney 法や開窓法で分枝動脈を保護してステントグラフトを挿入できるようになった．B 型大動脈解離も急性期にはステントグラフトで治療でき，慢性期症例も適応となっている．このように血管外科の領域では血管内治療と open 手術の併用がなければ成り立たなくなっている．

　本書では，これまでの定型的な血管外科手術のコツと手術前後の管理，さらに静脈瘤の高周波治療，末梢動脈ステント治療，腹部大動脈瘤のステントグラフト治療，胸部大動脈瘤のステントグラフト治療など血管外科の最新治療の基本手技とコツ，さらに血管エコーによる無侵襲診断，バスキュラーナースの血管診療への関わりなど，血管外科領域の専門医を目指す若い先生方のお役に立てることを目的に執筆した．出版の労をお取りいただいた南江堂出版部の皆様に改めて感謝します．

2017 年 3 月

末田泰二郎

目　次

CHAPTER 1

血管外科手術患者の術前ルーチンワーク

A 下肢静脈瘤患者のルーチンワーク
………………………………… 黒崎　達也・1
B 末梢動脈疾患患者のルーチンワーク
………………………………… 末田泰二郎・6
C 腹部大動脈瘤患者のルーチンワーク
………………………………… 髙橋　信也・12
D 胸部大動脈瘤患者のルーチンワーク
………………………………… 片山桂次郎・14

CHAPTER 2

手術前後の検査（無侵襲検査）……久米　伸治

A 頸動脈エコー ………………………………… 19
B 腹部大動脈エコー ………………………………… 28
C 下肢動脈エコー ………………………………… 32
D 下肢静脈エコー ………………………………… 48
E 上肢動静脈エコー ………………………………… 54

CHAPTER 3

バスキュラーナースと血管外科

………………………………… 溝端　美貴

A バスキュラーナースとは ………………………………… 59
B Ratschow Test（下肢挙上・下垂テスト）… 60
C 四肢の血圧測定（ABI 測定） ………………………………… 61
D 弾性ストッキング指導 ………………………………… 63
E フットケア ………………………………… 65

- **F** QOL の評価 ……………………………… 68
- **G** メディカルアロマトリートメント ……… 69

CHAPTER 4

下肢静脈瘤手術とコツ ……………黒崎 達也

- **A** 下肢静脈の解剖 ……………………… 73
- **B** 術前エコーとマーキング ……………… 74
- **C** 麻 酔 …………………………………… 74
- **D** ストリッピング手術 …………………… 76
- **E** 高周波焼灼術（高周波またはレーザー）… 76
- **F** 瘤切除 ………………………………… 78
- **G** 硬化療法 ……………………………… 78
- **H** 術後合併症対策 ……………………… 79

CHAPTER 5

末梢動脈疾患手術とコツ …………髙橋 信也

- **A** 術前診断（造影CT，血管エコー）… 83
- **B** 急性動脈閉塞治療 …………………… 83
- **C** ステント治療 ………………………… 84
- **D** 人工血管バイパス治療 ……………… 88
- **E** 自己静脈バイパス治療 ……………… 90
- **F** 透析バスキュラーアクセス（内シャント） …………………………………………… 94
- **G** 術後合併症対策 ……………………… 98

CHAPTER 6

腹部大動脈瘤手術とコツ ………末田泰二郎

- **A** 腹部大動脈瘤とは …………………… 105
- **B** 診断と手術適応 ……………………… 105
- **C** 人工血管置換術（中枢側吻合のコツ）… 106

D	内腸骨動脈瘤合併時	108
E	急性期合併症と予防	111
F	慢性期合併症と予防	112
G	感染性腹部大動脈瘤手術	113

CHAPTER 7

腹部ステントグラフト治療（EVAR）とコツ

片山桂次郎

A	ステントグラフト（EVAR）セットアップ	117
B	EVAR 術前計測	121
C	EVAR デバイスの種類と使い分け	123
D	EVAR ランディングのコツ	124
E	EVAR 対側レッグ挿入のコツ	124
F	EVAR 急性期合併症と対処法	126
G	EVAR 術後エンドリークの種類	126
H	EVAR エンドリークの対処法	127
I	EVAR 遠隔期合併症	129

CHAPTER 8

胸部大動脈瘤手術とコツ

末田泰二郎

A	術前診断	131
B	大動脈基部置換術	132
• One Point Technique		136
C	上行大動脈置換術	138
D	急性大動脈解離手術	139
E	弓部全置換術	143
F	下行大動脈置換術	144
G	胸腹部大動脈置換術	144
H	胸腹部大動脈瘤手術の脊髄保護	146
• One Point Technique		150

Chapter 9

胸部ステントグラフト治療 (TEVAR) とコツ

……………………………片山桂次郎

- **A** TEVAR とは …………………………… 151
- **B** TEVAR 用ステントグラフトの種類と使い分け
  ………………………………………… 151
- **C** TEVAR の適応 ………………………… 151
- **D** TEVAR の zone 分類 ………………… 153
- **E** TEVAR のグラフトサイジング ………… 155
- **F** TEVAR 手技とコツ …………………… 156
- **G** 弓部瘤への debranching TEVAR のコツ
  ………………………………………… 157
- **One Point Technique** ………………… 159
- **H** 胸腹部大動脈瘤への debranching TEVAR の
  コツ …………………………………… 161
- **I** TEVAR 時の脊髄保護 ………………… 162
- **J** 急性期合併症 ………………………… 163
- **One Point Technique** ………………… 163
- **K** エンドリーク ………………………… 163
- **L** TEVAR 感染 …………………………… 164

Chapter 10

血管外傷治療とコツ ……………髙橋 信也

- **A** 患者到着時から検査まで …………………… 167
- **B** 救急処置と管理 …………………………… 167
- **C** 検 査 …………………………………… 167
- **D** 病態別治療方針 …………………………… 167

使用薬剤一覧 ………………… 末田泰二郎 • 171
参考文献 ……………………… 末田泰二郎 • 186

索 引 ………………………………………… 187

CHAPTER 1 血管外科手術患者の術前ルーチンワーク

A 下肢静脈瘤患者のルーチンワーク

1 外来診察

1) 下肢静脈瘤の症状
- 静脈の弁不全に伴う静脈うっ滞症状
❶ だるさ，足重感
❷ 疼　痛
❸ 浮　腫
❹ こむら返り
❺ 皮膚症状（色素沈着，潰瘍）

2) 下肢静脈瘤の臨床分類
- CEAP分類[1]が用いられる（図1）．

❶ C分類（臨床所見：Clinical classification）
  C0：静脈瘤なし
  C1：くもの巣状または網目状静脈瘤
  C2：静脈瘤
  C3：浮　腫
  C4：静脈疾患に起因する皮膚変化
  C5：皮膚変化と潰瘍の既往
  C6：皮膚変化と潰瘍

❷ E分類（原因：Etiological classification）
  Ec：先天性，Klippel-Trenauney症候群など，手術対象
  Ep：一次性，ほとんどの静脈瘤，手術対象
  Es：二次性，深部静脈血栓症（DVT）などによる．通常手術対象にならない

❸ A分類（解剖学的分類：Anatomical classification）
  As：表在静脈
  Ad：深部静脈

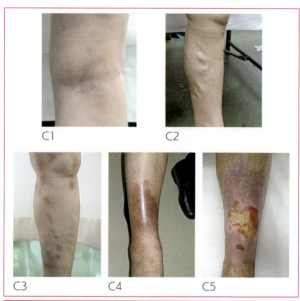

図1 ▪ C分類の臨床所見

Ap：穿通枝

❹ P分類（病態生理学的分類：Pathological classification）

Pr：逆　流

Po：閉　塞

Pr.o：逆流と閉塞

2 手術適応決定

- 伏在静脈に弁不全を有する一次性下肢静脈瘤で症状がある症例．まずは血管内焼灼術を考慮し，適応がなければ選択的ストリッピング術

1）血管内焼灼術の適応[2]（表1）

❶ 深部静脈が開存している

❷ 伏在大腿静脈接合部（SFJ），あるいは伏在膝窩静脈接合部（SPJ）より5～10 cm遠位側の伏在静脈の平均的な径が4 mm以上．また平均的な径が10 mm以下

表1 ▪ 血管内焼灼術が特に推奨される症例

・肥満患者　・再発例　・抗凝固薬内服中

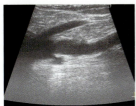
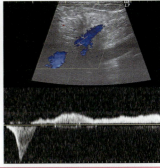

図2 ▪ 静脈エコー

❸ 下肢静脈瘤による症状があるか，うっ滞性皮膚炎を伴っている
❹ 伏在静脈に弁不全があっても，SFJまたはSPJに弁不全が認められない場合は血管内治療の適応とはしない．ただし，Doddの穿通枝が逆流源となっている場合は除く（図2）

2）血管内焼灼術の禁忌
❶ CEAP分類のC1（くもの巣状，網目状静脈瘤）
❷ DVTを有する，あるいは既往のある患者
❸ 動脈性血行障害を有する患者
❹ 歩行の困難な患者
❺ 多臓器障害あるいはDIC状態の患者
❻ 経口避妊薬あるいはホルモン薬を服用している患者
❼ 重篤な心疾患のある患者
❽ ショックあるいは前ショック状態にある患者
❾ 妊婦または妊娠の疑われる患者
❿ ステロイド療法中の患者
⓫ Behçet病の患者

⑫ 骨粗鬆症治療薬（ラロキシフェン），多発性骨髄腫治療薬（サリドマイド）を服用している患者
⑬ 血栓性素因（プロテインC欠損症，プロテインS欠損症，アンチトロンビン欠損症，抗リン脂質抗体症候群など）の患者

③ 手術前のルーチン検査

1) Trendelenburg検査
❶ 臥位で下肢を挙上させる（このとき静脈瘤が消失しなければ血栓閉塞かDVT）
❷ 大腿部に駆血帯を巻き，患者を起立させる
　静脈瘤がすぐに充満：不全穿通枝による静脈瘤
　駆血を解除後に拡張：弁不全による静脈瘤

2) Perthes検査
❶ 立位で大腿部に駆血帯を巻き，その場で足踏み運動をさせる
　静脈瘤が軽減：深部静脈は開存
　変化なし　　：不全穿通枝あり
　静脈瘤が増悪：DVT

3) ドプラ血流計（図3）
- 簡便に弁機能を評価できる．立位で下腿をミルキングし，静脈の逆流音を評価する．また，大腿部や下腿を駆血した状態でミルキングを行い，不全穿通枝を評価する（図3b）

4) 静脈エコー
- 静脈瘤評価のゴールデンスタンダード
- 「Chapter 2 D. 下肢静脈エコー」を参照

5) 造影CT（図4）
- 全身の造影CTで静脈瘤やDVTを評価できる．再発例や複雑な症例の術前検査として有用．足先から少量の造影剤を注入する選択的造影CT検査も行われる[3]

6) 静脈脈波検査
- 体位変換や運動負荷，駆血などでの下腿の容積変化を測定し，静脈灌流機能を評価する

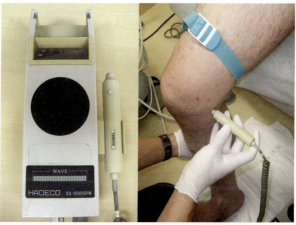

a. ドプラ血流計 　　　　b. 不全穿通枝の評価

図3 ▪ ドプラ血流計による不全穿通枝の評価

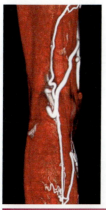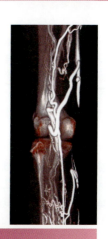

図4 ▪ 造影3D-CT

❶ 空気容積脈波法（air plethysmography：APG）
❷ 反射式光電脈波法（photo plethysmography：PPG）
❸ ストレインゲージ容量脈波法（strain gauge plethysmography：SGP）

7) 静脈造影
- エコーやCTが発達した現在ではほとんど行われない

B 末梢動脈疾患患者のルーチンワーク

1 外来検査
1. 外来診察：閉塞性動脈硬化症（ASO）の診断は，視診で患肢の衰え，触診で下肢の冷感，足背動脈，後脛骨動脈触知不能
2. 足関節上腕血圧比（ankle brachial pressure index：ABI）：1.0以上正常，0.9未満異常，0.7以下中等症，0.3以下重症．欠点は，下腿以下病変の信頼性が落ちる．重症糖尿病で動脈石灰化した場合は血圧測定不能となる．運動負荷してABIを測定するか，足趾血圧（toe pressure）を参考にする
3. 血管エコー：血管エコーを用いて無侵襲に頸動脈，腹部大動脈，大腿動脈を流速波形や血管断層像を撮る．動脈の石灰化やプラークの有無を検討する
4. 血管CT：造影剤（通常30〜40 mL）を使って血管造影CTを撮像する．胸部大動脈から病変のある下肢動脈までを撮像して，狭窄病変や閉塞病変，血栓付着やプラークの有無を検討する

2 手術適応（外科治療または血管内治療）
1. Fontaine III度以上の重症虚血肢
2. Fontaine II度以上で100 mの歩行にて間欠性跛行を呈する患者で，腸骨動脈または大腿動脈以下に広範囲の動脈閉塞を有する患者

3 外科治療法
1) 血栓内膜摘除術
1. 総大腿動脈（深大腿動脈分岐部）の限局性狭窄や閉塞が適応
2. 血栓内膜を中膜のレベルで剝離して，静脈パッチを切開

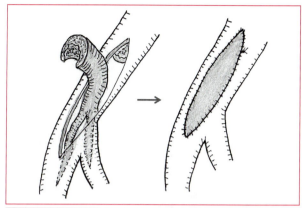

図5 ▪ 血栓内膜摘除術

部に充てる（図5）
2）バイパス術
❶ バイパス用の血管は，腸骨動脈は人工血管（ダクロンまたはPTFE）
❷ 大腿動脈以下ではPTFEまたは自家静脈
❸ 膝下膝窩動脈は大伏在静脈
❹ 大伏在静脈の使用法は *in-situ*（図6）
❺ reverse法（図7），non-reverse法があるが，術後開存成績はどれも同じ

4 血管内治療の適応

1）TASC II
- 末梢動脈閉塞症（PAD）に対するバルーンやステントを用いた経皮的血管形成術（PTA）の適応は，TASC II（Trans Atlantic Society Consensus II）の分類で決定（図8, 9）[4, 5]
❶ TASC Aは血管内治療が第一選択
❷ TASC Bは血管内治療が望ましい
❸ TASC Cは外科治療が望ましいが，場合により血管内治療を選択
❹ TASC Dは外科治療が第一選択

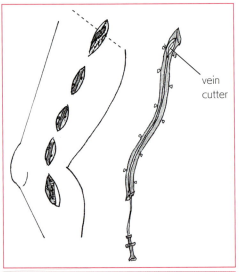

図6 ▪ 大伏在静脈の *in-situ* 法

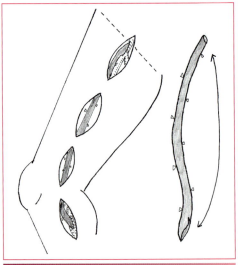

図7 ▪ reverse 法

2)血管内治療
❶ 腸骨動脈用ステントには Parmaz（Cordis, J&J）をはじめ各種
❷ 大腿・膝上膝窩動脈領域：浅大腿動脈の 10 cm 以下の狭窄，5 cm 以下の単独閉塞は TASC A だが，ステント治療は慎重であるべき
❸ 膝下動脈領域：重症虚血を呈し，少なくとも 1 本の血管が血管形成で開存できる可能性があれば適応

A 型病変：血管内治療が第一選択
- 一側性あるいは両側の総腸骨動脈狭窄
- 一側性あるいは両側の 3 cm 以下の外腸骨動脈狭窄

B 型病変：血管内治療が望ましい
- 3 cm 以下の腎動脈下大動脈狭窄
- 一側の総腸骨動脈閉塞
- 総大腿動脈に及ばない外腸骨動脈狭窄で 3〜10 cm 以下
- 内腸骨動脈分岐部や総大腿動脈に及ばない一側の外腸骨動脈閉塞

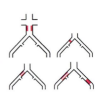

C 型病変：低リスク患者には外科的バイパス術が望ましい
症例により血管内治療も選択
- 両側総腸骨動脈閉塞
- 総大腿動脈に及ばない 3〜10 cm 長の両側外腸骨動脈狭窄
- 総大腿動脈に及ぶ一側の外腸骨動脈狭窄
- 内腸骨動脈分岐部や総大腿動脈に及ぶ一側の外腸骨動脈閉塞
- 内腸骨動脈分岐部や総大腿動脈病変の有無を問わず高度の石灰化のある一側の外腸骨動脈閉塞

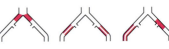

D 型病変：外科的バイパス術が第一選択
- 腎動脈下腹部大動脈腸骨動脈閉塞
- 大動脈と両側腸骨動脈領域のびまん性病変
- 一側の総腸骨動脈，外腸骨動脈から総大腿動脈に及ぶ多発性病変
- 一側の総腸骨動脈から外腸骨動脈閉塞
- 両側の外腸骨動脈閉塞
- 腹部大動脈瘤を伴った腸骨動脈狭窄

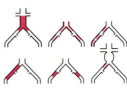

図 8 ■ 大動脈―腸骨動脈病変の TASC II 分類

(Norgren L et al: Inter-Society Consensus for the Management of Peripheral Arterial Disease (TASC II): J Vasc Surg 45: S5A-67A, 2007 より改変引用)

A 型病変:血管内治療が第一選択
- 10 cm 以下の単独狭窄
- 5 cm 以下の単独閉塞

B 型病変:血管内治療が望ましい
- 5 cm 以下の多発性の狭窄または閉塞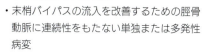
- 膝下膝窩動脈を含まない 15 cm 以下の単独狭窄または閉塞
- 末梢バイパスの流入を改善するための脛骨動脈に連続性をもたない単独または多発性病変
- 5 cm 以下の高度に石灰化した閉塞
- 膝窩動脈の単独狭窄

C 型病変:低リスク患者には外科的バイパス術が望ましい
- 高度の石灰化の有無を問わず全長 15 cm 以上の多発性狭窄または閉塞
- 2 回の血管内治療を行ったにもかかわらず治療を要する再発狭窄または閉塞

D 型病変:外科的バイパス術が第一選択
- 総大腿動脈閉塞
- 20 cm 以上の浅大腿動脈閉塞
- 浅大腿動脈閉塞が膝窩動脈まで及ぶもの
- 膝窩動脈や下腿 3 分枝分岐部の完全閉塞

図 9 ▪ 大腿膝窩動脈病変の TASC II 分類

(Norgren L et al: Inter-Society Consensus for the Management of Peripheral Arterial Disease (TASC II): J Vasc Surg 45: S5A-67A, 2007 より改変引用)

C 腹部大動脈瘤患者のルーチンワーク

1 外来検査

① 外来診察：通常，腹部大動脈瘤は診察で気づかれることはほとんどない．何らかの別の理由で，腹部CTあるいは腹部エコーを施行されたときに偶然発見される（サイレントキラー）

② 大動脈径が小さい場合でも，大動脈瘤を認めた場合は，フォローをする．大動脈瘤径は経年的に増大する

③ 造影CT：診断のみは単純CTで可能．詳細な評価には造影CTが必須
- 確認する項目
  ① 動脈瘤の大きさと範囲：腎動脈との距離，腸骨動脈領域病変
  ② 壁の性状：解離，血栓，特にmobileな血栓，shaggy aorta
  ③ 下腸間膜動脈や腰動脈など分枝血管
  ④ 尿管の走行，総腸骨動脈との位置関係
  ⑤ 腹腔内および後腹膜臓器の大動脈との関係，癒着

④ 血管造影：腹部大動脈瘤術前検査として血管造影をすることはまれである

⑤ 冠動脈造影：腹部大動脈瘤を有する患者の3〜5割に冠動脈病変があるといわれる

⑥ 血液学的データ：凝固系，血小板数：瘤内での消費性凝固異常

2 手術適応

① 大動脈径がもっとも重要．可能ならば3D-CTAなどで正確な瘤径を測定する．大動脈瘤が斜め切りになると瘤径が過大評価される

② 紡錘状瘤の場合は，瘤径が4cm以上

③ 囊状瘤の場合は，瘤径によらず手術適応

- ガイドライン（2010年合同研究班報告，日本）[6]
  Class I, Level A：最大短径；男性5.5 cm，女性5 cm以上
  Class IIa：5 cm以上，5 mm/6ヵ月の瘤径増大，有症状（切迫破裂），感染性
  Class IIb：4～5 cm，塞栓源，出血傾向となる大動脈瘤

3 腹部大動脈瘤の分類（図10）

- 術式決定の基本となる

1）腎動脈下腹部大動脈瘤（infrarenal AAA）
- もっとも多い（90～95％）
- 腎動脈より末梢側の大動脈が瘤化している
- 腎動脈下に遮断鉗子をかけての腹部大動脈人工血管置換術が可能
- 腎動脈下に（できれば2 cmの）ランディングゾーンがあれば，腎動脈下でのステントグラフト内挿術（EVAR）が可能

2）傍腎動脈腹部大動脈瘤（juxtarenal AAA）
- 腎動脈レベルの大動脈が瘤化している
- 手術の場合，腎動脈上での大動脈遮断が必要で，腎動脈下で置換することができる

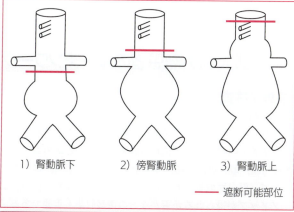

1）腎動脈下　　2）傍腎動脈　　3）腎動脈上

――― 遮断可能部位

図10 ■ 腹部大動脈瘤の分類

- EVARの場合，腎動脈に対して枝付きグラフトやfenestrationなどの手技を要する

3) 腎動脈上腹部大動脈瘤（suprarenal AAA）
- 上腸間膜動脈直下まで瘤化している
- 手術の場合，上腸間膜動脈上での大動脈遮断が必要で，上腸間膜動脈下での置換を要する
- EVARの場合，枝付きステントグラフトやdebranchなどの腹部分枝に対する手技を必要とする

4 手術かEVARか

1) 手 術
- 手術の侵襲はEVARに比べて明らかに大きい
- 腹部切開に伴う合併症あり
- 早期および遠隔期成績はともに安定している

2) EVAR
- 早期成績は，手技的成功率は高く，術後疼痛が少なく，イレウスなど合併症もほぼ発生せず，術後QOLがきわめて優れている
- 遠隔期にエンドリークから発生する再手術，破裂症例が散見される
- EVARの適応は，開腹手術に耐えられず，かつEVARで治療可能な場合だが，手術とEVARのどちらでも行うことができる場合，EVARが選択される傾向あり

D 胸部大動脈瘤患者のルーチンワーク

1 外来検査

1) 外来診察
- ほとんどが無症状で，偶発的に発見されることが多い．嗄声や嚥下困難などの症状から診断されることがある
- 現病歴，既往歴，職歴，嗜好歴，家族歴，服薬内容，アレルギー歴の聴取はもちろんのこと，家族構成や家族のバックアップが得られるか否かなどの情報収集も重要である
- ❶ リスクファクターの有無：性別，高血圧，高脂血症，糖

尿病，喫煙歴
❷ 虚血性心疾患の評価
❸ 頭頸部血管病変の評価（頸動脈エコー，MRI）
2）造影 CT
❶ 頸部血管から大腿動脈（ASO 患者は足部）までの全身 CT，6 ヵ月ごと
❷ 以下をチェック
　① 瘤　径
　② 拡大速度（6 ヵ月）
　③ 瘤の形態（紡錘状，嚢状）
　④ 瘤の性状（動脈硬化性，解離性，炎症性，感染性）
　⑤ 頸部分枝の性状（頸動脈，椎骨動脈）
　⑥ 粥腫の有無
　⑦ 腹部分枝の評価（腹腔動脈，上腸間膜動脈，腎動脈）
　⑧ ASO の有無
　⑨ AAA および腸骨動脈瘤の有無
❸ ステントグラフト内挿術（TEVAR）を考慮する場合は，1.25 mm thin slice 画像を作成し，Osirix などのワークステーションで計測
3）心エコー
❶ 左室壁運動
❷ 左室駆出率（EF）
❸ 左室拡張末期圧／収縮末期圧（LVDd/DS）
❹ 弁膜症の有無
❺ 左室流入血流速度／僧帽弁輪速度（E/e'）
❻ 心内シャントの有無
4）心筋シンチ
❶ 薬剤負荷心筋シンチにて心筋虚血の有無を評価
❷ 虚血が指摘される場合は冠動脈造影を考慮する

2 手術適応
❶ 破　裂
❷ 有症状（胸痛，背部痛）
❸ 最大短径＞5.5 cm

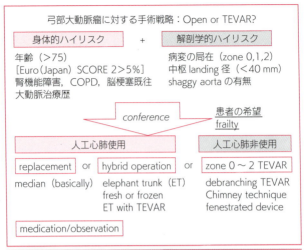

図11 ● 弓部大動脈瘤に対する治療戦略

- ❹ 拡大速度＞5 mm/6 ヵ月
- ❺ Marfan 症候群，先天性二尖弁＞4.5 cm

3 手術か TEVAR か

- ❶ 下行大動脈瘤は TEVAR を第一選択に考慮．術前 CT にて Adamkiewicz 動脈の閉塞の有無，アクセス可能か否かの評価を行う
- ❷ また，頭頸部 MRA および頸動脈エコーにて頭頸部血管精査を行う
- ❸ 弓部大動脈瘤の場合は，身体的リスクと解剖学的リスクを総合的に考慮したうえで，オープン手術か TEVAR かを決定する必要がある（図11）

4 胸部大動脈瘤手術の手順説明

- ❶ 術前状態を JACVSD risk calculator（NCD feedback 機能）に入力し，Japan SOCRE2 にて手術リスクを算出（図12）
  - ① 脳梗塞

Risk Calculator

NCD Feedback 専門領域：JACVSD

Procedure : Aorta

結果

手術死亡	:	3.3 %
死亡＋主要合併症	:	20.4 %
Reoperation for bleeding	:	3.0 %
Stroke	:	4.4 %
Dialysis Required (Newly)	:	2.7 %
Deep Sternum Infection	:	1.7 %
Prolonged Ventilation > 24hrs	:	13.6 %
Gastro-Intestinal Complication	:	2.9 %
Paraparesis	:	2.7 %
ICU stay over 7days	:	8.7 %
periopMI	:	0.4 %

図12 ■ 手術リスクの評価
JACVSD Risk Calculator; ncd.or.jp より抜粋

② 脊髄障害（脊髄ドレナージ）
③ 嗄声，嚥下障害（誤嚥性肺炎）
④ 心機能障害（周術期心筋梗塞，心房細動，ペースメーカ）
⑤ 呼吸器合併症（肺炎，長期人工呼吸管理）
⑥ 腎機能障害（CHDF）
⑦ 肝障害（薬剤性，術後肝不全）
⑧ 消化器合併症［非炎症性腸管虚血（NOMI），胆嚢炎，膵炎］
⑨ 末梢塞栓症
⑩ 乳び胸，リンパ瘻
⑪ 感染症（縦隔洞炎，人工血管感染）
⑫ 出　血

⑬ 手術死亡率
❷ 手術手順（切開部位，人工心肺使用の有無，使用する人工血管やステントグラフト，手術時間）を説明し，上記予測される事象を1項目ずつ説明する

引用文献

1) Eklof B et al : Revision of the CEAP classification for chronic venous disorders: consensus statement. J Vasc Surg **40**: 1248-1252, 2004
2) 佐戸川弘之ほか：下肢静脈瘤に対する血管内治療ガイドライン．静脈学 **21**: 289-309, 2010
3) 佐藤克敏ほか：3D-CT Venography（3D-CTV）による下肢静脈瘤の評価．静脈学 **18**: 131, 2007
4) Norgren L et al, TASC Ⅱ Working Group: Inter-Society Consensus for the Management of Peripheral Arterial Disease（TASC Ⅱ）. J Vasc Surg **45**: S5-67, 2007
5) 日本脈管学会（編）：脈管専門医のための臨床脈管学．メディカルトリビューン，東京，p147-148, 2010
6) 日本循環器学会 2010 年度合同研究班：循環器病の診断と治療に関するガイドライン（2010 年度合同研究班報告）　大動脈瘤・大動脈解離診療ガイドライン（2011 年改訂）

CHAPTER 2 手術前後の検査 (無侵襲検査)

A 頸動脈エコー

1 頸動脈の解剖と画像

● 図13に，頸動脈のCT画像と超音波画像を提示する

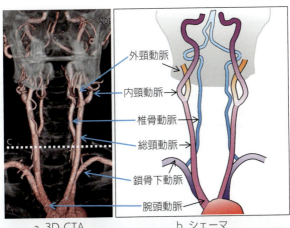

a. 3D-CTA　　　　　　　　b. シェーマ

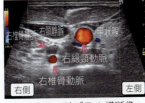

c. カラードプラ / 横断像
（甲状腺レベル）

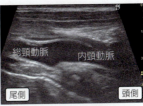

d. Bモード / 縦断像
（頸動脈分岐部レベル）

図13 ● 頸動脈の解剖と超音波画像

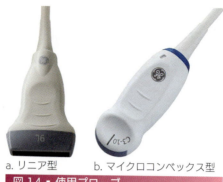

a. リニア型　　b. マイクロコンベックス型

図14 ● 使用プローブ

2 超音波検査

1) 使用プローブ
❶ 一般的に中心周波数が5〜10 MHzのリニア型（図14a）を使用する
❷ 深部を観察する場合は，マイクロコンベックス型（中心周波数3〜10 MHz）を用いる（図14b）

2) 検査体位
❶ 仰臥位で，顎を上げ，観察方向と反対側を向く（図15a）
❷ 首に力が入ると，胸鎖乳突筋が突出し，プローブが圧着しないので注意を要する（図15b）

3) 走査方法と表示方向
❶ 横断像（Bモードとカラードプラ）で，総頸動脈起始部から内頸動脈遠位部まで観察する（図16a）
❷ 横断像での観察は，2方向（前方，側方）以上で観察することが望ましい
❸ 縦断像の観察も総頸動脈起始部から内頸動脈遠位部まで観察する（図16b）
❹ 表示方向は，横断像では被験者の右側が画面の左側になり（図13c），縦断像では，特に決まりはないが，本項では画面の右側が頭側で，画面の左側を尾側とした（図13d）

A 頸動脈エコー　21

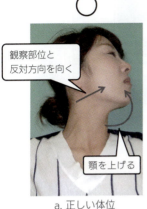
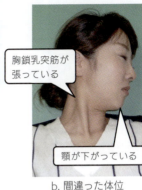

○ 観察部位と反対方向を向く　顎を上げる　a. 正しい体位

× 胸鎖乳突筋が張っている　顎が下がっている　b. 間違った体位

図15 ▪ 検査体位

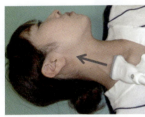
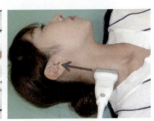

a. 横断走査　　　　b. 縦断走査

図16 ▪ 走査方法

4）評価方法

a. 形態評価

(1) 内中膜複合体（IMC）（図17）

❶ 超音波画像では，内膜（高輝度）と中膜（等輝度）が分離表示できているようにみえるが（図17b），原理的には内膜と中膜を分離表示することはできないため，内膜と中膜を合わせて内中膜複合体（intima-media complex：IMC）という

❷ また，その厚みのことを内中膜複合体厚（intima-media

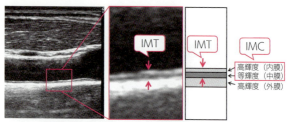

a. 総頸動脈　　b. 内中膜複合体の拡大像

IMC（内中膜複合体）
IMT（内中膜複合体厚）

図17 ▪ IMCとIMT

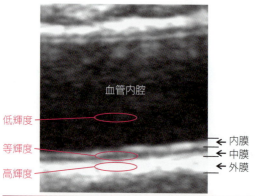

図18 ▪ エコー輝度の定義
総頸動脈の超音波画像

thickness：IMT）という

(2) プラークの性状診断

❶ エコー輝度の定義（図18）[1]

　高輝度：骨の輝度に近いもの
　等輝度：IMCの輝度に近いもの
　低輝度：血管内腔の輝度に近いもの

❷ 均一性

● プラークの内部エコーは，均一（homogeneous）なもの（図

19a）と，複数のエコー輝度が混在する不均一（heterogeneous）なもの（図19b）に分類される

❸ プラーク表面の形態（図20）
● プラーク表面の形態は，下記の3種類に分類される
　平滑：表面がほぼスムーズなもの（図20a）
　不整：表面に不規則な凹凸を認めるもの（図20b）
　潰瘍：明らかな陥凹形成を認めるもの（図20c）
❹ 可動性
　① 可動性プラーク（モバイル・プラーク mobile plaque）には，フローティング・プラーク（floating plaque）と呼ばれるものと，ジェリーフィッシュ・プラーク（jellyfish plaque）と呼ばれるものがある
　② 可動性プラークは，脳梗塞を発症しやすい危険なプラークなので注意深く観察する必要がある
● 可動性プラークの分類
　フローティング・プラーク
　ジェリーフィッシュ・プラーク

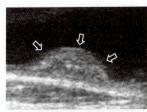
a. 均一（homogeneous）

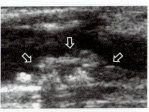
b. 不均一（heterogeneous）

図19 ▪ プラークの均一性

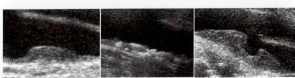
a. 平滑（smooth）　b. 不整（irregular）　c. 潰瘍（ulcer）

図20 ▪ プラーク表面の形態

2. 手術前後の検査（無侵襲検査）

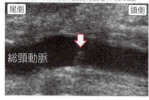
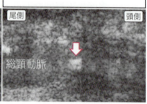

a. Bモード　　　　　　　b. B-Flow

図21 ● B-Flow Winker

③ フローティング・プラーク
 ⅰ）フローティング・プラークとは，有茎性で血流の拍動によって振り子様に動くプラークのことをいう（図21a）
 ⅱ）フローティング・プラークは，脳梗塞を起こす危険性の高いプラークである
 ⅲ）フローティング・プラークを誰でも簡単に発見できる画像表示法がB-Flowである
 ⅳ）B-Flowとは，カラードプラと同様の血流表示法であり，B-Flowをフローティング・プラークに対して用いると，フローティング・プラークが非常に高信号に描出される（図21b）[2]
 ⅴ）このB-Flowでフローティング・プラークが非常に高信号に描出される現象を"B-Flow Winker（ビーフロー・ウィンカー）"という[3]
 ⅵ）B-Flow Winkerは，誰でも簡単にフローティング・プラークを検出できる，新しいサインである

④ ジェリーフィッシュ・プラーク
 ⅰ）頸動脈可動性プラークのなかでも，拍動性血流の圧力によってプラークの表面が浮き沈みする現象を認めることがある（図22）

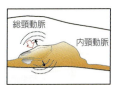
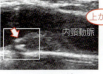

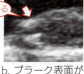
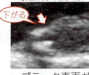

a. Bモード　　　b. プラーク表面が　　c. プラーク表面が
　　　　　　　　　　浮き上がる時相　　　沈み込む時相

図22 ■ ジェリーフィッシュサイン

ⅱ）この現象は，あたかもクラゲ（ジェリーフィッシュ jellyfish）の伸縮運動によく似ていることから"ジェリーフィッシュ・サイン jellyfish sign"と呼び，このような動きを示すプラーク自体を"ジェリーフィッシュ・プラーク jellyfish plaque"と呼んでいる

ⅲ）このジェリーフィッシュ・プラークを有する症例を前向きに調査すると，54.8％の症例が将来脳梗塞を発症しており，非常に危険性の高いプラークであることが知られている[4]

(3) 狭窄率の評価
● 狭窄率の計測法には，3種類の計測方法がある（図23）

b. 血流評価

(1) 血流速度の評価

❶ 角度補正を60°以内とし血流速度を計測する
❷ 狭窄部の収縮期最大血流速度（peak systolic velocity：PSV）に対するNASCET（North American Symptomatic Carotid Endarterectomy Trial）の狭窄率の目安を表2に提示する[1]

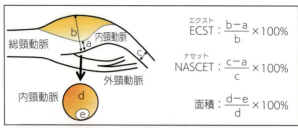

図23 ■ 狭窄率の計測法

NASCET：North American Symptomatic Carotid Endarterectomy Trial
ECST：European Carotid Surgery Trial

表2 ■ PSVと狭窄率

PSV	狭窄率（NASCET）
150 cm/s 以上	50%
200 cm/s 以上	70%

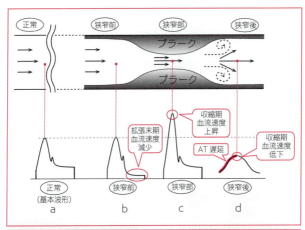

図 24 ■ 狭窄性病変における血流波形の変化

(2) 狭窄性病変における血流波形の特徴（図 24）

❶ 基準となる正常血流波形を図 24a とすると，狭窄前は拡張末期の血流速度が減少し（図 24b），狭窄部は収縮期血流速度が上昇する（図 24c）

❷ 狭窄後は収縮期血流速度が減少し，ピークまでの到達時間（アクセラレーションタイム acceleration time：AT）が延長する（図 24d）

B 腹部大動脈エコー

1 腹部大動脈の解剖とCT, 超音波画像

● 図25に, 腹部大動脈の解剖とCT, 超音波画像を提示する

CT画像

a. 3D-CTA   CT画像

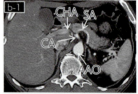

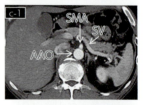

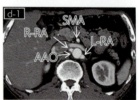

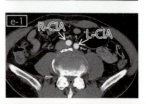

b. 腹腔動脈レベル
c. 上腸間膜動脈レベル
d. 腎動脈レベル
e. 総腸骨動脈レベル

AAO：abdominal aorta
　　腹部大動脈
CA：celiac artery
　　腹腔動脈
SMA：superior mesenteric artery
　　上腸間膜動脈
SA：splenic artery
　　脾動脈
CHA：common hepatic artery
　　総肝動脈
R-RA：right renal artery
　　右腎動脈
L-RA：left renal artery
　　左腎動脈
L-RV：left renal vein
　　左腎静脈
IVC：inferior vena cava
　　下大静脈
SV：splenic vein
　　脾静脈
R-CIA：right common iliac artery
　　右総腸骨動脈
L-CIA：left common iliac artery
　　左総腸骨動脈

図25 ● 腹部大血管の解剖とCT, 超音波画像

2 超音波検査

1) 使用プローブ（図26）
- 一般的に中心周波数が3〜5 MHzのコンベックス型を用いる

超音波画像

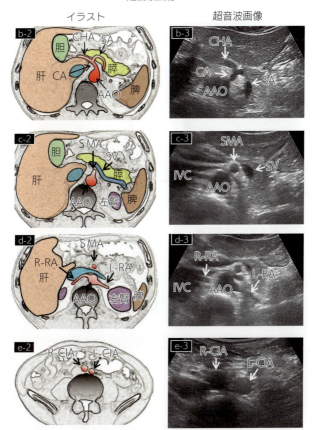

2. 手術前後の検査（無侵襲検査）

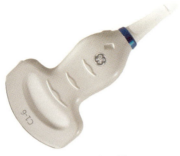

コンベックス型

図26 ▪ 使用プローブ

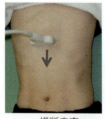

a. 横断走査

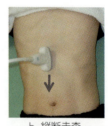

b. 縦断走査

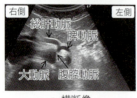

c. 横断像

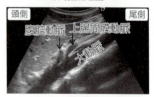

d. 縦断像

図27 ▪ 走査方法と超音波画像

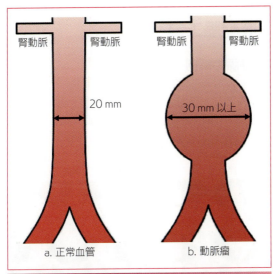

図 28 ▪ 腹部血管径の評価

2) 走査方法と検査体位
- 仰臥位で,頭側から尾側へ腹部大動脈をスキャンし,血管の拡張・狭窄を評価する(図 27)
3) 表示方向
- 横断像では,被験者の右側が画面の左側になり(図 27c),縦断像では,特に決まりはないが,本項では,画面の右側が尾側で,画面の左側が頭側となる(図 27d)
4) 評価方法
- 腹部大動脈の正常血管径は 20 mm とされており,その 1.5 倍の拡張(30 mm 以上)で,動脈瘤と定義されている(図 28)

C 下肢動脈エコー

1 下肢動脈の解剖
- 下肢動脈の解剖と各部名称を図 29, 30 に提示する

1) 鼠径靱帯下の血管裂孔(図 29b)
- 鼠径靱帯下の外腸骨動静脈が通る間隙を血管裂孔という

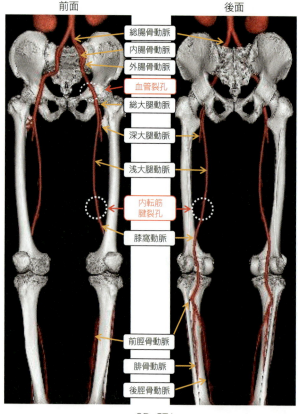

a. 3D-CTA

図 29 • 下肢動脈の CT 画像と解剖

- この血管裂孔を境界に，外腸骨動脈は総大腿動脈になる

2）内転筋腱裂孔（図29c）
- 内転筋腱が2つに分かれて付着するため，腱と腱の間に間隙ができる．この間隙を"内転筋腱裂孔"という．この内転筋腱裂孔を大腿部の動静脈が走行する．この裂孔を境界に，浅大腿動脈が膝窩動脈となる

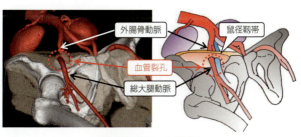

b. 鼠径靱帯下の血管裂孔

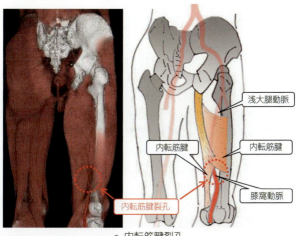

c. 内転筋腱裂孔

34　2. 手術前後の検査（無侵襲検査）

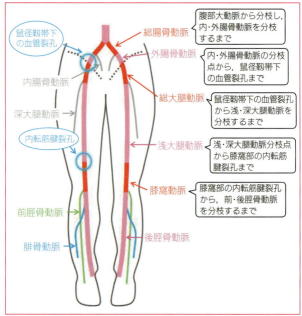

図 30 ● 下肢動脈の名称

2 超音波検査

1) 使用プローブ
- 一般的に中心周波数が 5 〜 10 MHz のリニア型（図 31a）を使用するが，深部を観察する場合は，コンベックス型（中心周波数 3 〜 5 MHz）を用いる（図 31b）

2) 表示方向
❶ 横断像の場合，前方からの観察では被験者の右側が画面の左側になり（図 32c），後方からの観察では被験者の右側が画面の右側になる（図 34c を参照）
❷ 縦断像では，特に決まりはないが，本項では画面の右側が尾側で，画面の左側が頭側となる（図 32f）

3) 走査方法と検査体位

a. 総大腿動脈〜浅大腿動脈（図 32）
- 仰臥位で，鼠径部から膝の内側に向けて走査する

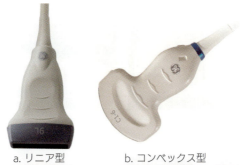

a. リニア型　　b. コンベックス型

図31 ■ 使用プローブ

b. 膝窩動脈
❶ 仰臥位で，膝を外側に曲げる（図33b）
❷ 膝窩動脈起始部付近は，大腿部内側から観察するが，末梢側では膝裏側を走行するため，膝を立て，膝裏側から膝窩動脈を観察する（図34b）

c. 前脛骨動脈
❶ 仰臥位で，膝は真っ直ぐでよい（図35，36）
❷ 前脛骨動脈は，膝関節より尾側で，膝窩動脈より分枝する

d. 後脛骨動脈
❶ 仰臥位で，膝を外側に曲げる（図37，38）
❷ 後脛骨動脈は，膝関節より尾側で，膝窩動脈より分枝する

e. 腓骨動脈
❶ 仰臥位で，膝を立て内側に曲げる（図39，40）
❷ 腓骨動脈は，膝関節より尾側で，後脛骨動脈より分枝する

4）評価方法
❶ 下肢動脈の狭窄性病変の評価は，pulse wave Doppler（PWD）で血流速度を計測することにより評価を行う
❷ 評価に用いられる指標は，収縮期最大血流速度（peak systolic velocity：PSV）とアクセラレーションタイム（acceleration time：AT）である
❸ 狭窄部の PSV が 200 cm/s 以上で有意狭窄を疑う．また，AT が 120 msec 以上で中枢側の狭窄を疑う（図41）

36 2. 手術前後の検査（無侵襲検査）

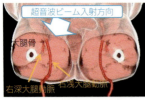

a. CT画像/3D

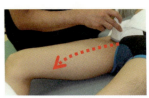

b. プローブの位置/横断像

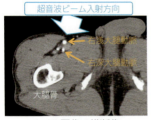

d. CT画像/横断像

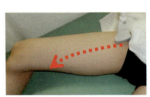

e. プローブの位置/縦断像

図32 ■ 総大腿動脈/鼠径部

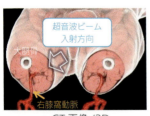

a. CT画像/3D

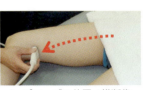

b. プローブの位置/横断像

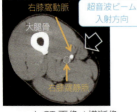

d. CT画像/横断像

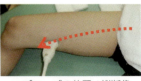

e. プローブの位置/縦断像

図33 ■ 膝窩動脈/大腿中央部

C 下肢動脈エコー

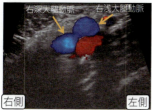

c. 超音波画像 / 横断像

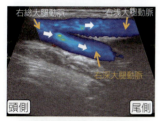

f. 超音波画像 / 縦断像

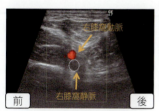

c. 超音波画像 / 横断像

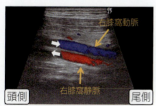

f. 超音波画像 / 縦断像

38　2. 手術前後の検査（無侵襲検査）

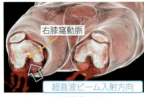

a. CT画像/3D

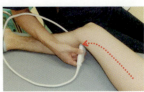

b. プローブの位置/横断像

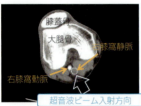

d. CT画像/横断像

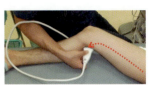

e. プローブの位置/縦断像

図34 ▪ 膝窩動脈/膝裏部

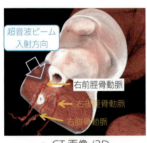

a. CT画像/3D

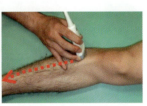

b. プローブの位置/横断像

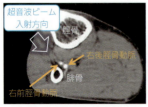

d. CT画像/横断像

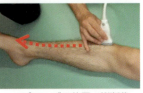

e. プローブの位置/縦断像

図35 ▪ 前脛骨動脈/下腿上部

C 下肢動脈エコー **39**

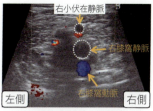

c. 超音波画像 / 横断像

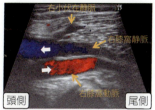

f. 超音波画像 / 縦断像

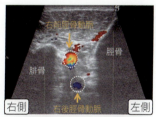

c. 超音波画像 / 横断像

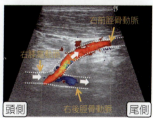

f. 超音波画像 / 縦断像

40 2. 手術前後の検査（無侵襲検査）

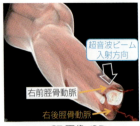

a. CT 画像 /3D

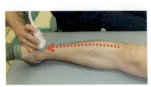

b. プローブの位置 / 横断像

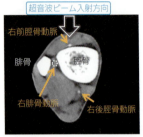

d. CT 画像 / 横断像

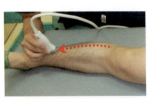

e. プローブの位置 / 縦断像

図 36 ▪ 前脛骨動脈 / 下腿下部

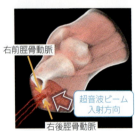

a. CT 画像 /3D

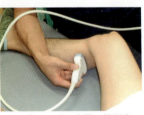

b. プローブの位置 / 横断像

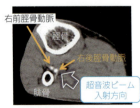

d. CT 画像 / 横断像

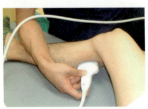

e. プローブの位置 / 縦断像

図 37 ▪ 後脛骨動脈 / 下腿上部

C 下肢動脈エコー

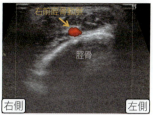

c. 超音波画像 / 横断像

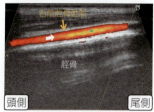

f. 超音波画像 / 縦断像

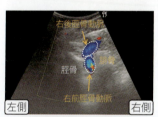

c. 超音波画像 / 横断像

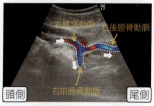

f. 超音波画像 / 縦断像

2. 手術前後の検査（無侵襲検査）

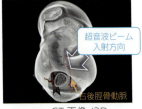
a. CT画像/3D

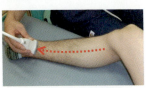
b. プローブの位置/横断像

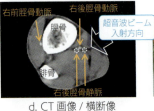
d. CT画像/横断像

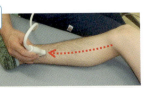
e. プローブの位置/縦断像

図38 ■ 後脛骨動脈/下腿下部

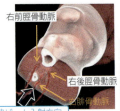
a. CT画像/3D

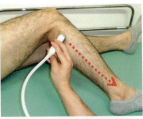
b. プローブの位置/横断像

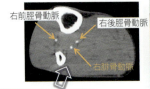
d. CT画像/横断像

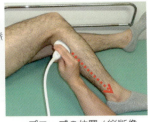
e. プローブの位置/縦断像

図39 ■ 腓骨動脈/下腿上部

C 下肢動脈エコー **43**

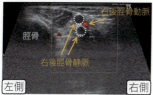

c. 超音波画像 / 横断像

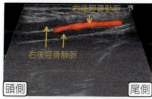

f. 超音波画像 / 縦断像

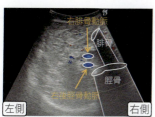

c. 超音波画像 / 横断像

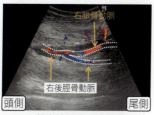

f. 超音波画像 / 縦断像

2. 手術前後の検査（無侵襲検査）

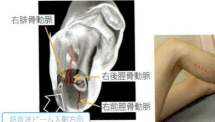

a. CT画像/3D

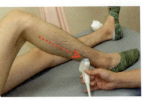

b. プローブの位置 / 横断像

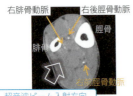

d. CT画像 / 横断像

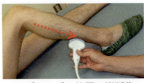

e. プローブの位置 / 縦断像

図40 ■ 腓骨動脈 / 下腿下部

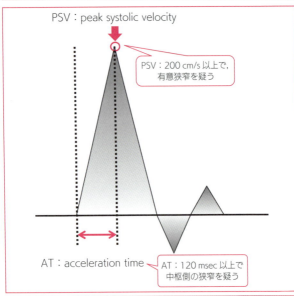

図41 ■ 血流波形による評価

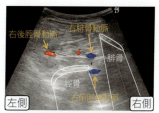

c. 超音波画像 / 横断像

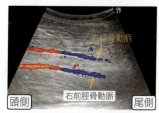

f. 超音波画像 / 縦断像

❹ 血流波形による狭窄性病変の評価は，頸動脈のように拡張末期血流速度で末梢側の狭窄を推定することは難しく，一般的に血流波形での評価は，測定部位よりも中枢側の病変の検索として用いられる

❺ また，下肢動脈の狭窄性病変の診断では，同じ血管に狭窄性病変が連続することも多くみられ，その場合には狭窄があった場合でも PSV が 200 cm/s 以上にならないこともある

❻ このような場合は，peak systolic velocity ratio（PSVR）を用いて狭窄部の評価を行う

❼ PSVR とは，狭窄部と，その中枢側の PSV の比であり，一般的に PSVR が 2.0 で 50％の狭窄を疑い，4.0 で 75％の狭窄を疑う（表3）

❽ 図42 に，狭窄性病変が連続する血管モデルを提示する

❾ 基準となる正常血流波形を図42a とすると，狭窄部は収縮期血流速度が上昇する（図42b）

⓾ 狭窄後は収縮期血流速度が減少し、ピークまでの到達時間（アクセラレーションタイム：AT）が延長する"post stenotic pattern"を呈する（図42c）

⓫ 図42dは、血流速度の上昇を認めないが、PSVRは3.0となっており、同部に有意狭窄を疑う

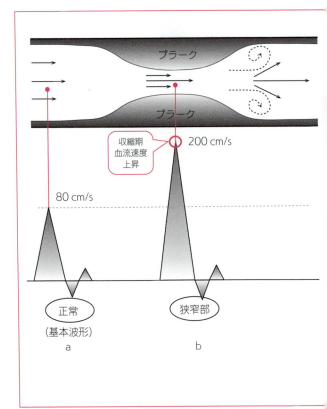

図42 ● 連続する狭窄性病変における血流波形の変化

表3 ▪ PSVRと狭窄率

$$PSVR = \frac{狭窄部のPSV}{狭窄前のPSV}$$

PSV：peak systolic velocity
PSVR：peak systolic velocity ratio

PSVR2.0 →狭窄率50%
PSVR4.0 →狭窄率75%

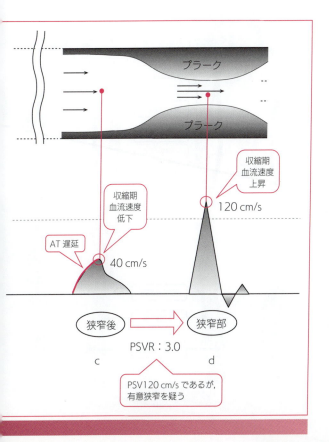

D 下肢静脈エコー

1 下肢静脈の解剖と画像
- 図43に下肢静脈の解剖と各部の名称を提示する

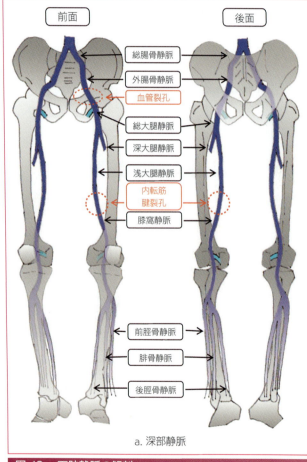

a. 深部静脈

図43 ■ 下肢静脈の解剖

❷ 超音波検査

1) 使用プローブ

❶ 一般的に中心周波数が5〜10 MHz のリニア型（図31a）を使用する
❷ 深部を観察する場合は，コンベックス型（中心周波数3〜5 MHz）を用いる（図31b）

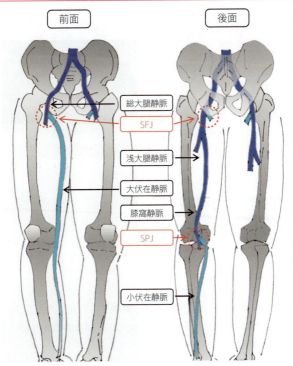

SFJ：sapheno-femoral junction
　　（総大腿静脈-大伏在静脈合流部）
SPJ：sapheno-popliteal junction
　　（小伏在静脈-膝窩静脈合流部）

b. 表在静脈

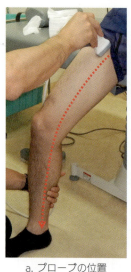
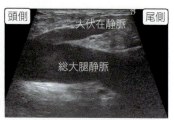

b. SFJ/長軸像

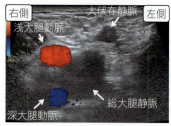

a. プローブの位置　　　　c. SFJ/短軸像

図44 ● 大伏在静脈

2) 検査方法と検査体位

❶ 下肢静脈の同定は，静脈を拡張させたほうが容易になるため，立位や座位などの体位が望ましい

❷ ただし，被験者の安全が確保できない場合は，仰臥位で行う

a. 深部静脈（図43a）

- 深部静脈の走行は，下肢動脈と並走するため，深部静脈の描出方法は，「C. 下肢動脈エコー」の項を参照されたい

b. 表在静脈（図43b）

(1) 大伏在静脈（図44）

- 大伏在静脈は，鼠径部で総大腿静脈と合流する．総大腿静脈-大伏在静脈合流部を sapheno-femoral junction（SFJ）という

(2) 小伏在静脈（図45）

- 小伏在静脈は，膝裏部で膝窩静脈に合流する．小伏在静脈-膝窩静脈合流部を sapheno-popliteal junction（SPJ）とい

D 下肢静脈エコー **51**

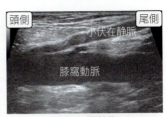
b. SPJ/長軸像

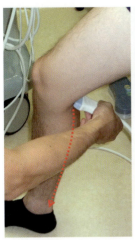

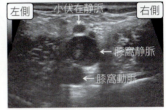
c. SPJ/短軸像

a. プローブの位置

図45 ■ 小伏在静脈

う

c. 筋肉内静脈（図46）

❶ 下腿の筋肉内静脈には，ヒラメ静脈と腓腹静脈があり，別名，静脈洞とも呼ばれる

❷ ヒラメ静脈は，ヒラメ筋内を走行し後脛骨静脈や腓骨静脈に合流する

❸ 腓腹静脈は，腓腹筋内を走行し膝窩静脈へ合流する

3）表示方向

❶ 横断像の場合，前方からの観察では被験者の右側が画面の左側になり（図44c），後方からの観察では被験者の右側が画面の右側になる（図45c）

❷ 縦断像では，特に決まりはないが，本項では画面の右側が尾側で，画面の左側が頭側となる（図44b）

4）評価方法

● 下肢静脈エコーにおける静脈疾患の評価は，大きく分けて深部静脈血栓症と静脈瘤の評価に分かれる

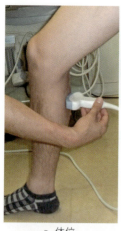
a. 体位

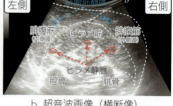
b. 超音波画像（横断像）

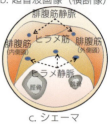
c. シェーマ

図 46 ■ 筋肉内静脈

a. 深部静脈血栓症
❶ 圧迫法を用いて評価を行う
❷ 正常な静脈は，圧迫を加えることにより，内腔の消失を認めるが（図 47），血栓が存在する場合は，圧迫による内腔の消失を認めない（図 48）

b. 静脈瘤
❶ パルスドプラ法にてミルキングを行い，大・小伏在静脈の逆流判定と逆流部位を同定する（図 49a）
❷ 逆流の判定は，パルスドプラ法にて逆流時間が 0.5 秒以上持続する場合を逆流と定義している（図 49b）

D 下肢静脈エコー

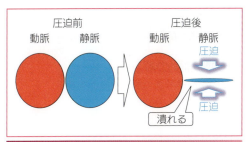

図47 ■ 正常例

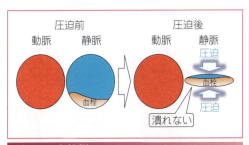

図48 ■ 血栓例

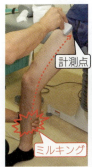

a. プローブの位置

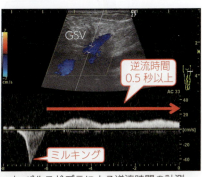

b. パルスドプラによる逆流時間の計測

図49 ■ 逆流の計測

E 上肢動静脈エコー

1 上腕の動静脈の解剖
- 図50に上腕の動静脈の解剖を提示する

2 超音波検査
1) 使用プローブ
- ❶ 一般的に中心周波数が5〜10MHzのリニア型（図14a）を使用する

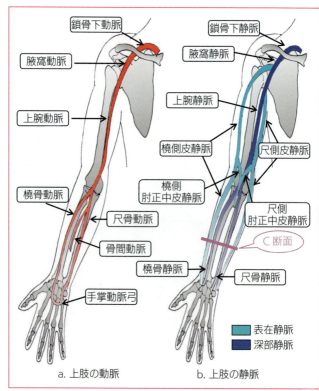

図50 ■ 上腕の動静脈の解剖と名称

❷ 深部を観察する場合は,マイクロコンベックス型(中心周波数 3 ～ 10 MHz)を用いる(図14b)
2) 検査方法と検査体位
❶ 本項では特に,バスキュラーアクセス(vascular access:VA)の評価について解説する
❷ 仰臥位で,VA 評価では上腕部を駆血帯などで圧排し,静脈を拡張させる(図51b)
❸ VA 評価の走査方法を図52に提示する
❹ 上腕部を観察する場合は,体幹部から腕を離すと,特に腋窩付近の血管の描出が容易となる

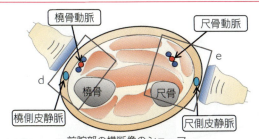

c. 前腕部の横断像のシェーマ

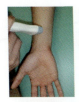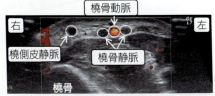

d. 橈骨側の横断像

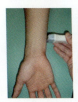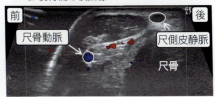

e. 尺骨側の横断像

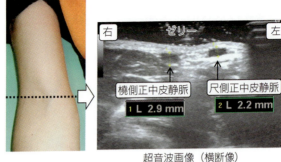

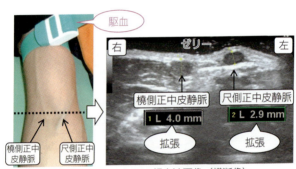

超音波画像（横断像）
b. 駆血時

図51 ■ 駆血による表在静脈径の変化（右側）

3) 表示方向
- 横断像では被験者の右側が画面の左側になり（図53b），縦断像では画面の右側が尾側で，画面の左側が頭側となる（図53c）

4) 評価方法
① VA作成のための術前評価としては，「血管径」と「狭窄」の評価がポイントとなる
② 一般的に血管径は駆血した状態で，動静脈ともに2mm以上が望ましいとされている
③ また壁の性状は，壁肥厚や石灰化がない状態が望ましい

E 上肢動静脈エコー

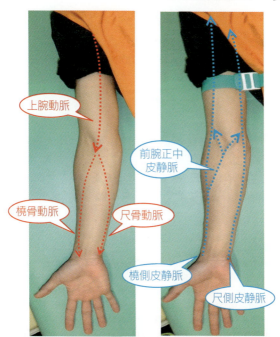

a. 上肢動脈（深部静脈）の走査方法
b. 上肢表在静脈の走査方法

図52 ■ 上肢の動静脈の走査方法

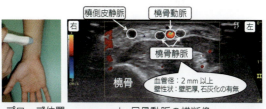

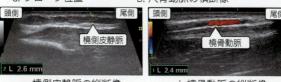

a. プローブ位置
b. 尺骨動脈の横断像
c. 橈側皮静脈の縦断像
d. 橈骨動脈の縦断像

図53 ■ 吻合予定部の動静脈の評価（右前腕部）

表 4 ■ VA 作成後の基準値

測定部位：上腕動脈
血流量：500 〜 1,000 mL/ 分
RI 値：0.6 以下

RI：resistive index

❹ 吻合予定部の動静脈の超音波画像を図 53 に提示する
❺ VA 作成後は，「血管径」と「狭窄」の評価に加え，「血流量」，「resistance index（RI）」の評価も必要となる
❻ VA 作成後の上腕動脈での血流量と RI の基準値を表 4 に示す

引用文献
1) 頸部血管超音波検査ガイドライン．Neurosonology **19**: 49-69, 2006
2) 久米伸治：新しいアプローチ　B-flow による頸動脈・微小 floating plaque の検出．Neurosonology **18**: 74-78, 2005
3) 久米伸治：誰でもわかるプラークの基礎知識　CT，MR，US によるプラークの性状診断．INNERVISION **23**: 55-58, 2008
4) Kume S: Vulnerable carotid arterial plaque causing repeated ischemic stroke can be detected with B-mode ultrasonography as a mobile component: Jellyfish sign. Neurosurg Rev **33**: 419-430, 2010

CHAPTER 3 バスキュラーナースと血管外科

A バスキュラーナースとは

血管障害患者の療養をサポートする看護専門職である．
脈管診療に携わるエキスパートナースとして，1980年代より欧米などで活躍してきた．

1 バスキュラーナースの役割と目的
① 脈管（血管）診療に従事する看護師として，専門分野での資格や臨床経験を活かし，医療チームの一員として務める
② 患者・家族が疾病の状況を理解し，最適な治療選択と成果が得られるように援助する
③ 専門的コメディカルの連携をはかり，知識と技術の向上に努める
④ 血管看護学の進歩に寄与し，患者の生命予後の改善とQOLの向上に貢献する

2 わが国のバスキュラーナースの特徴
① 欧米とは異なる体格や体質，生活習慣から，日本は独自の血管看護を展開していくと考えられる
② 超高齢化社会に突入し，透析患者の国民比率が世界一多いこともわが国の特徴である
③ 米国のようにPodiatrist（足病外科医）がいないため，重症下肢虚血（CLI）の創傷管理は形成外科や皮膚科が担っている
④ 循環器内科が血管内治療を行っている施設が多い
⑤ 日本のバスキュラーナースは，循環器内科，形成外科，皮膚科，糖尿病内科，腎臓内科，整形外科，神経内科など，

あらゆる診療科との連携を必要とする
❻ 末梢動脈疾患（PAD）患者の合併症を，多科（他施設）で診療し，さまざまな看護を実践しているため，他職種・地域連携を必要とする

B Ratschow Test（下肢挙上・下垂テスト）

1 目 的
❶ PAD の有無を観察する
❷ 下肢血流障害の早期発見，早期コンサルテーションを行う

2 検査手順
❶ 患者をベッドに，仰臥位で寝かせる
❷ 足背動脈，後脛骨動脈，膝窩動脈の触知を行う．示指，中指，環指を揃え，膝窩動脈は膝を抱え込むように触知する
❸ 両下肢を揃えて伸ばし挙上していく．患者の足首を持ち補助する
❹ 下肢挙上のまま足首を 20〜30 回，回旋または背屈運動させる
❺ 足部の色調変化を観察しながら白くなるまで行う（2 分以内）
❻ その後すぐに足を下ろし端坐位となり，下腿を垂らす
❼ 足背の色調の戻りと，表在静脈の拡張を観察する

3 評価方法
❶ 手順❹の操作で，片方の足が蒼白になるようであれば，その片足の主幹動脈に閉塞があるとわかる
❷ 手順❻の操作で，正常では 5〜10 秒で赤味を取り戻す．PAD では回復に時間がかかる
❸ 手順❻の操作で，挙上時蒼白していた下肢が，下垂後に赤い色調に戻り血管拡張を示すのは側副血行路が発達している

＊ Ratschow Test（下肢挙上・下垂テスト）は，下肢血流障

害の有無を観察する簡便な評価法である．

4 臨床看護
① 即座に端坐位をとるのが困難な患者の場合，仰臥位のまま，足を下ろすだけで観察・評価する
② 色調はきわめて早く変化するため，患者は素早く端坐位をとる必要がある．事前説明をしておくこと

C 四肢の血圧測定(ABI測定)

1 目 的
　足関節上腕血圧比（ABI）や皮膚灌流圧（SPP）の検査機器がない環境においても，用手的に ABI を算出することにより，下肢の血流障害の有無を評価する．

2 必要物品
① 血圧計
② 超音波ドプラ血流計
＊血圧計のみでも概算の値は測定可能．

3 検査手順
① 患者をベッドに，仰臥位で寝かせる
② 患者の両上腕の血圧を測定する．どちらか高いほうの収縮期血圧を「A」としておく
③ 左足関節にマンシェットを巻き，左足背動脈をドプラで確認する（図54）
④ そのままドプラ音を確認しながら加圧し，音が消失したらゆっくり減圧していく
⑤ 減圧しながらドプラ音を聴取した値が足背動脈収縮期血圧であり，「B」としておく
⑥ 左足関節にマンシェットを巻いたまま，足関節内側の後脛骨動脈をドプラで確認する．④⑤の手順と同様に行い，後脛骨動脈収縮期血圧を「C」とする

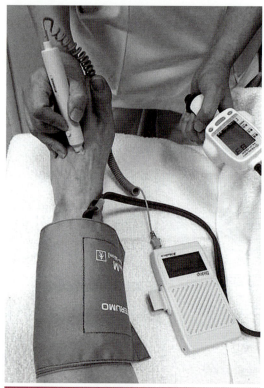

図 54 ▪ 足背動脈ドプラ検査

4 評 価

① 左足背の ABI は B ÷ A =「D」とする
② 左後脛骨の ABI は C ÷ A =「E」とする
③ これら D と E を比較し,どちらか高いほうを左足の ABI 値とする
④ 右側も同様の手順で実施し,同様に計算し,右足の ABI 値を算出する
⑤ 国際基準(TASC II)より ABI の正常標準値を 0.91 ～ 1.40 とする(詳細は TASC II を参照)

5 簡易的応用法手順(ドプラ血流計のない環境において)

1. 両上腕血圧を測定し，どちらか高いほうを「A」としておく
2. 左足関節で単純に血圧測定し，収縮期血圧を「B」としておく
3. 右足関節で単純に血圧測定し，収縮期血圧を「C」としておく
4. B÷Aを左足のABI，C÷Aを右足のABIとする
- 暫定的なABI値として算出することが可能

＊ドプラを使わない簡易的な手技は，ガイドラインにはないが臨床応用されている．上腕と同じ太さのマンシェットで足関節の血圧を測定することも臨床における応用である．

6 臨床看護

1. 異常を発見した際，単に動脈の触知不可と報告するのではなく，血圧測定しABIを算出して報告する
2. 動脈硬化が著しいと考えられる透析症例においては，動脈硬化の影響を受けにくい微小血管（足関節より末梢の血管）の血流把握のため，ドプラは必要である．臨床機器においては足趾血圧測定（TBI）を必要とする
3. ドプラ聴診は，プローブの微妙な揺れでも血流音を捉えられなくなるため，しっかりと環指と小指で固定すること（図54）
4. 施設の現状を踏まえ，患者や家族の生活背景や状況を把握したうえで，次のコンサルテーションを考える．医療チームの一員として共有することが大切である

D 弾性ストッキング指導

1 目 的

下肢浮腫における，静脈疾患，リンパ浮腫の病態を知り，基礎的な診断能力を備えて，適切な指導を行う．

2 着用手順

1. 医師の指示するストッキング圧を確認する

❷ 患者の皮膚の観察,ストッキング着用の必要性を説明する
❸ 患者の下腿部,足関節部など,測定箇所をメジャーで計測する(立位で最大径を測定が基本)
❹ ストッキングのサイズ,圧,色を確認,履き方を説明する
❺ ストッキングに手を差し入れ,ストッキングの内側から踵部をつまみ,裏返しにする
❻ 踵部を持ってストッキングに足先をしっかり入れ,踵部まで引き上げる(図55)
❼ 踵部から,しわのないように中枢へ伸ばして履いていく(図56)
❽ ストッキング購入時に同封されているパンフレットを使用しながら指導
❾ ストッキングは丁寧に洗い,伸びてきたら買い換える
❿ 朝着用し,寝るときは着用しなくてよいことを説明する
⓫ 皮膚の保湿に心掛ける
⓬ 個々に応じた細かい指導が必要である

3 臨床看護

❶ 静脈灌流障害は,主に閉塞か逆流によって起こり,治療でもっとも多く用いられるのが,「圧迫療法」での「弾性ストッキング」着用である

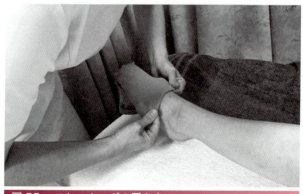

図55 ● ストッキングの履き方

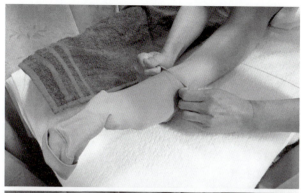
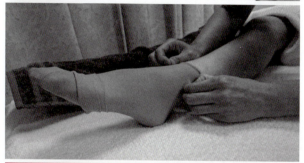

図 56 ● しわを作らないストッキングの履き方

❷ 弾性ストッキングは,「肺血栓塞栓症」「深部静脈血栓症」の予防のみならず,震災などで被災者に起こる「エコノミークラス症候群」を予防するためにも用いる

❸ 日本静脈学会では,弾性ストッキングコンダクター養成委員会を通じて全国的なエリアで学習の場を提供している.専門的な学習や指導のために講習会を受講することを勧める

E フットケア

1 足のアセスメント

● 足の観察実施のためにアセスメントシートを作成すること

が望ましい．フットケアのアセスメントに必要な項目をあげる

❶ 疾患（原疾患，合併症）と患者の全身状態
❷ 足の写真または足のイラスト
❸ 神経障害の有無（しびれなど，モノフィラメントを使い確認する）
❹ 血流障害の有無（冷感，ABI・TBI 測定，SPP 測定）
❺ 爪の状態
❻ 皮膚の状態
❼ 変形の有無
❽ 履　物
❾ セルフケア能力（爪は誰が切っているか，清潔か）
❿ リスク分類
- セルフケア良好で❸❹がない場合，年1回〜半年に1回
- 合併症があり潰瘍形成のリスクが高い場合，3ヵ月〜毎月．患者には足観察を毎日行い，清潔にするよう指導する

2 爪切り（図57, 58）

❶ 爪の切り方はスクエアカットを推奨し，爪の角を少し切り込むことを基本とする
❷ PAD 患者の爪切りは注意を払う必要がある．特に CLI においては，小さな傷から壊疽を引き起こす可能性もあることを念頭に置く
❸ 臨床では白癬による肥厚爪の爪切りを担うことが多いが，まずゾンデを使用し，爪垢を除去し，爪と皮膚をしっかり認識する
❹ ニッパーを使用し，端から少しずつ切っていく．肥厚が強い場合はニッパーを縦にして，上や斜めから切り込んでいくが，爪根をしっかり押さえながら保護し，抜爪しないよう十分注意する
❺ 患者指導する場合は，ニッパーやを爪切りを使用するよりも，やすりやグラインダーの使用を勧めるほうが安全である
❻ 看護師においても，慣れていない場合には，やすりを使

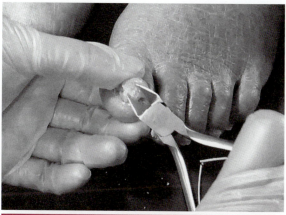

図57 ▪ 肥厚爪の切り方1

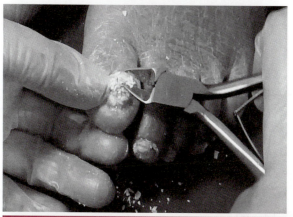

図58 ▪ 肥厚爪の切り方2

用する．やすりは爪の伸びる方向に逆らわないように一方向にかける

3 胼胝削り

❶ 胼胝は歩行の仕方やインソールの調整などで改善できることがある．義肢装具士などへのコンサルテーションも必要である

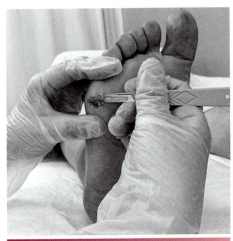

図59 ▪ 胼胝削り

❷ 胼胝を削るために使用する器具には，メス，コーンカッター，キュレット，やすり，グラインダーなどがあり，胼胝の状態に応じて使い分けるとよい
❸ 皮膚を清潔にし，触診で削る範囲を確認したうえで，削っていく（図59）
❹ グラインダーはペンを持つように握り，軽くなでるように使用する．CLIの患者においても安全で用いやすい

F QOLの評価

1 目 的
❶ 最適な治療選択をし，その結果を評価する
❷ QOL評価を分析し，今後の臨床に活かす

2 質問票
❶ VascuQOLは，PAD患者の治療介入の前後に下肢の状態を尋ね，経過を追って質問する
❷ WIQは患者の歩行距離・歩行速度・階段を上がる能力を評価する

❸ SF-36 は世界でもっとも多く使用されている抱括的 QOL 評価票である

3 臨床看護
❶ 質問票はダウンロードして取り入れる
❷ 個人情報として扱い，施設の許可も必要に応じて得る
❸ 患者の身体良否にかかわらず，精神的な満足度は個々に異なる．バスキュラーナースは専門的知識と患者の満足度を上げる手技を備えることが必須

G メディカルアロマトリートメント

1 目 的
- ターミナルケアの看護にアロマトリートメントを取り入れることは一般化したが，CLI の看護にも取り入れ，下肢の観察，精神的慰安，QOL 向上のために実施する

2 必要物品
❶ アロマオイル：トリートメント用（キャリアオイル 10 mL 対してエッセンシャルオイル 1 滴）
❷ タオル
❸ 病院内で使用しているローションなどでも応用できる

3 手 順
❶ アロマオイルを片手の手掌に 500 円玉大に垂らす
❷ 両手で包むようにオイルを温める
❸ 足関節（前脛部）から膝部へ，ゆっくりと前脛骨をなでるように中枢へ，そのまま U ターンするように裏の膝窩部に手をまわし，下腿三頭筋肉をなでおろすように末梢へ，エルフラージュ（軽く擦る方法）
❹ 手掌全体を使って，ゆっくりとした一定のリズムで，やさしくなでるように，手を大きく滑らすことがポイント
❺ 逆に，下腿三頭筋側の末梢から，中枢へゆっくり救い上げるように滑らし，U ターンは膝を包み込むように，ゆっ

くりと前脛部をなで降ろしながらエフルラージュ（回数や手技は個々に応じる）
❻ 次に，少し圧をかけてフリクション（指圧で揉む方法）など，末梢から中枢へゆっくり指圧をかけながら，膝部でUターンして戻る，を繰り返す（図60）
❼ 血行促進や疲労回復，精神的慰安などの効果があるが，はじめての場合は心地よさや，強さなどを確認する
❽ 足背は足のアーチを矯正するように，板チョコを割るような形で母指を揃え，両サイドに開く（図61）
❾ 足趾は1本ずつ螺旋状に母指でクルクルと，基部から先端へ流し，最後は指を挟んだ状態でスーっと引く（図62）
❿ 最後に下腿全体を軽くエフルラージュして終了する
⓫ 足部などに余分なオイルが残っている場合は拭き取る

4 臨床看護

❶ アロマオイル（精油）はアロマテラピーとして，古代ヨーロッパなどで治療にも用いられた．そのため多くの効能があり，患者に選択してもらうのもよい
❷ セラピストは足のマッサージを「トリートメント」というが，職種によって「リンパマッサージ」，「ドレナージ」などと，違った用語で手技も異なる
❸ アロマトリートメントは患者のみならず，すべての医療

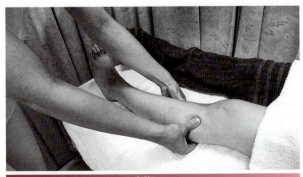

図60 ● フリクションの実際

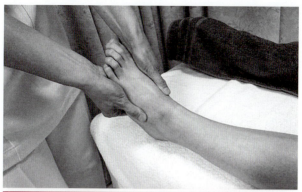

図61 ▪ 足背アーチの補正

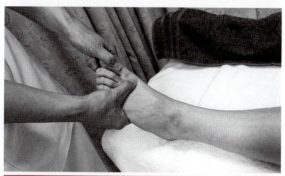

図62 ▪ 足趾マッサージ

従事者，家族においても，癒しを与えることができる手技である

❹ アロマオイルの効能，治療効果などを患者に伝えることで，さらに QOL の向上が考えられる

引用文献
1) TASC Working Group，日本脈管学会（訳）：下肢閉塞性動脈硬化症の診断・治療方針Ⅱ，メディカルトリビューン，東京，2007
2) 西田壽代（監），日本フットケア学会（編）：はじめよう！フットケア（第3版），日本看護協会，東京，2013
3) 溝端美貴ほか：Vascular unit における専任看護の有用性．脈管学 48: 351-357, 2008

CHAPTER 4 下肢静脈瘤手術とコツ

A 下肢静脈の解剖

- 下腿の静脈は，筋肉の中にある深部静脈と皮下にある表在静脈，両者をつなぐ穿通枝に分けられる（図63）

1 深部静脈
1. 大腿静脈
2. 膝窩静脈

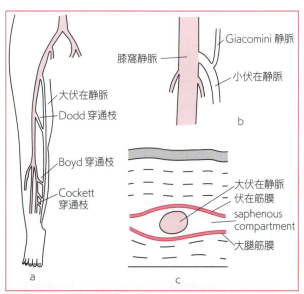

図63 ▪ 下肢静脈瘤の解剖

2 表在静脈
1）大伏在静脈
1. 内顆前方〜膝窩内側〜大腿内側〜大腿静脈
2. 内側副伏在，外側副伏在静脈があることもある
3. 本幹は筋膜に挟まれる：saphenous compartment

2）小伏在静脈
1. 下腿外側〜腓腹筋〜膝窩静脈
2. 小伏在静脈は膝窩静脈に合流していない場合もある
3. 大伏在静脈との交通枝：Giacomini 静脈

3 穿通枝
1. Dodd：大腿部穿通枝
2. Boyd：膝部穿通枝
3. Cockett：下腿部穿通枝

B 術前エコーとマーキング

1. 術前エコーとマーキングは必ず術者が行い，手術の計画を作成する（図64）
2. 焼灼術なら穿刺部位と焼灼範囲の決定
3. ストリッピングは切開部位と抜去範囲の決定
4. 瘤切除の範囲を決定
5. ストリッパーやガイドワイヤーの通過範囲の確認

C 麻　酔

1. TLA（tumescent local anesthesia）（表5）
2. 低濃度（0.05〜0.1％）のエピネフリン添加リドカインを大量に浸潤する．リドカインは酸性のため浸潤時に痛みがあり，これを抑えるため炭酸水素ナトリウムを添加する．エピネフリン添加により出血の抑制と長時間作用
3. エコーで saphenous compartment を確認して注入

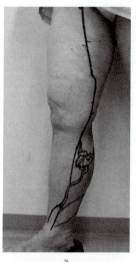
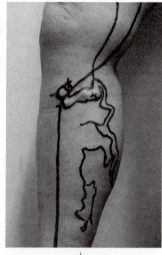

a b

図64 ▪ 術前マーキング

ストリッピングは，原則大伏在静脈根部から膝上大伏在静脈まで行う．膝下の静脈瘤の切除予定部にもマークを入れる．穿通枝（×）の部分に印を付ける．

表5 ▪ 0.1% TLA 麻酔液の組成

1%E リドカイン	50 mL
炭酸水素ナトリウム	20 mL
生理食塩水	430 mL

リドカイン 35 mg/kg まで使用可能（体重 50 kg の患者で 1,750 mL）

D ストリッピング手術

❶ 弁不全のある静脈（通常は SFJ から膝下まで）を選択的に抜去する
　① 鼠径部の切開，SFJ での枝処理，高位結紮
　② 末梢側の露出
　③ ストリッパー挿入（末梢から中枢に向けて）
　④ TLA 麻酔
　⑤ 抜　去
　⑥ 圧　迫
❷ 必ず術野エコーを常備しておく
❸ 抜去はどちら向きでもよいが，途中でちぎれた場合に反対向きにも抜けるよう，必要に応じてストリッパーの端を絹糸などで延長しておく

E 高周波焼灼術（高周波またはレーザー）

1 伏在静脈の穿刺，シースの留置（図 65a）
❶ 逆 Trendelenburg 体位で静脈を拡張させる
❷ エコー長軸で穿刺部を描出して穿刺，シース留置

2 カテーテルの挿入（図 65b）
1）高周波ファイバーの挿入
❶ 挿入前に室温が表示されているか確認

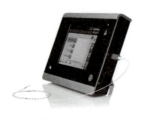
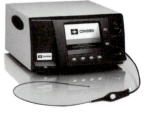

図 65 ■ 高周波焼灼術で用いるシースとカテーテル

② エコーで確認しながら SFJ の 2 cm 末梢で固定する
③ 温度をモニターする．先端が大伏在静脈（GSV）にあれば 33 〜 34℃，深部静脈に入れば 36℃前後になる
④ どうしても入らないときはガイドワイヤーを使う

2）レーザーファイバーの挿入
① ガイド光が体表から透過できる
② ガイド光とエコーガイド下に先端を総大腿静脈–大伏在静脈合流部（SFJ）末梢に固定する
③ 腰が強いため挿入は比較的容易

3 TLA 麻酔

① Trendelenburg 体位とする
② 必ずエコーガイド下で TLA を saphenous compartment 内に浸潤させる
③ 皮膚と静脈が 1 cm 以上離れるように
④ SFJ 近傍では大腿静脈との間にも十分浸潤させる
⑤ 高周波焼灼術（RFA）では TLA が十分に浸潤すると 26 〜 27℃になる

4 焼 灼

1）RFA
① スタートボタンで焼灼が開始され，温度が 120℃に達すると自動的に出力が落ち，20 秒で終了する
② 焼灼中はエコープローブと指で焼灼部位を圧迫する
③ 120℃に達しない場合は密着が悪い
④ SFJ では 2 回，それ以外は 1 回ずつ焼灼

2）レーザー焼灼術
① 全員が専用のゴーグルを装着する
② 出力設定後，エコーとガイド光で先端を確認
③ 照射開始し，血管内に泡が発生してから牽引を開始する
④ ファイバーと静脈壁がくっつく sticking が起こったときは照射を中断し，解除してから再開する

5 圧 迫

F 瘤切除（図66）

① 術前マーキングで穿刺部位を決定しておく
② TLA麻酔で静脈瘤を剝離する
③ 尖刃刀で穿刺する
④ 静脈瘤を鈍的に剝離した後にフックなどで引っかけて吊り上げる（Varady hook）
⑤ モスキート鉗子で把持して少しずつ創外へ引っ張り出す
⑥ 必ずしも結紮する必要はない
⑦ 下腿の伏在静脈瘤は伏在神経損傷の原因になるため深追いしない

G 硬化療法（図67）

● ストリッピングや焼灼術で残存した静脈瘤，網目状またはくもの巣状静脈瘤，陰部静脈瘤などに有効
① 立位で静脈瘤を穿刺
② Tessari法でフォーム硬化剤（表6）を作成
③ 臥位にして硬化剤を注入，10 mLを超えないように
④ 圧　迫

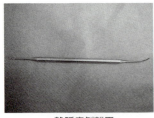 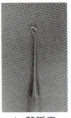 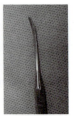

a. 静脈瘤剝離用　　b. 静脈瘤フック　　c. 静脈瘤鈍的剝離用

図66 ● 瘤切除で用いる器具

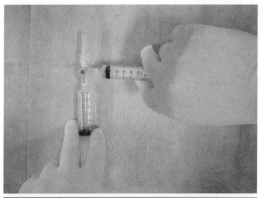

図 67 ■ フォーム硬化剤の作成

表 6 ■ フォーム硬化剤の組成	
ポリドカノール	2 mL
空　気	6 mL

すぐに分離するため直前に作成

H 術後合併症対策

1 内出血
1. 半数以上に発生するため,あらかじめ説明しておく
2. 弾力包帯で圧迫

2 皮膚合併症
1. 熱　傷：TLA麻酔で皮膚との距離を1 cm以上にする
2. 色素沈着：皮膚から近い部分はストリッピングも考慮

3 神経損傷
1. 主に知覚神経のため知覚鈍麻や疼痛を起こすことがある（表7）
2. 多くは一過性で自然に軽快する

表7 ■ 注意すべき神経損傷

伏在神経	下腿1/2以下の大伏在静脈の焼灼
脛骨神経	SPJ周囲の焼灼
腓腹神経	下腿1/2以下の小伏在静脈や外果付近の焼灼
腓骨神経	drop footをきたす，Giacomini静脈の焼灼

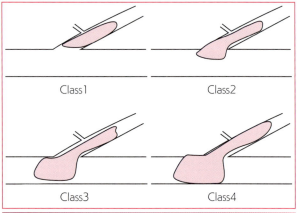

図68 ■ EHITの分類

❸ TLA麻酔を十分に行う

4 EHIT (endovenous heat induced thrombosis)（図68）

- 血栓がSFJ付近から深部静脈に伸びてきたもの．Class 3以上で抗凝固療法が必要

  Class 1　伏在静脈内に収まっているもの：経過観察

  Class 2　深部静脈内に突出しているが内腔の50％以下に留まるもの：弾性ストッキング

  Class 3　50％以上100％未満に及ぶもの：ワルファリン

  Class 4　深部静脈を完全に閉塞させたもの：深部静脈血栓症（DVT）に準じる

5 深部静脈血栓症と肺血栓塞栓症（表8）

❶ いったん起こると致死的になる可能性があり，予防が大切
❷ 起こってしまったら入院してヘパリン，抗凝固治療

表8 ▪ 術後のDVTの予防

- 経口避妊薬やホルモン薬，ステロイド，骨粗鬆症治療薬など禁忌薬の内服を厳重に確認する
- DVTの既往の確認を行う
- 術後の早期離床と運動を勧める
- 弾性ストッキングの装着
- high risk群では低分子ヘパリンなども考慮

CHAPTER 5 末梢動脈疾患手術とコツ

A 術前診断（造影CT，血管エコー）

- 造影CTにて病態を把握
1. 病変の範囲
2. 正常部分（吻合部位）
3. 中枢からの血流（インフロー）と末梢側血流の状態（ランオフ）の状態
   例）血管径が正常でも，全周性動脈硬化：吻合困難
   例）末梢側すべてが病変：完全な治療が施せない
   　　足先へのバイパス：血管造影（DSA），足底動脈と動脈弓を確認，吻合部位の決定

B 急性動脈閉塞治療

1 治療の適応
1. 発症のタイミングが特定できるほど症状が急性に出現することが多く，発症直後〜6時間以内の場合はできるだけ早急に治療する
2. 特に高齢者の場合，閉塞後6〜8時間を越えていると考えられる場合もあり，その場合は，下肢色調，患者の全身状態もあわせて治療を考慮する

2 治療方針
- 造影CTにより，血栓の範囲の同定とアプローチ部位を決定する

3 合併症の予測
1. 血栓除去治療することにより，ミオグロビン血症，高カ

リウム血症，横紋筋融解，急性腎不全，myonephropathic metabolic syndrome（MNMS）となる可能性に注意
❷ MNMS を考慮する場合は，術前からの十分な補液と脱水の是正，電解質管理，患肢灌流あるいは瀉血とセルセーバーによる洗浄後返血を行う
❸ コンパートメント症候群を疑う場合は筋膜切開を行う

4 血栓除去手技とコツ

❶ 局所麻酔下あるいは全身麻酔下に行う
❷ 鼠径部が基本であり，後脛骨動脈の閉塞の場合は，後脛骨末梢からの血栓除去も考慮
❸ Fogarty カテーテルを用いて血栓除去を行う．大腿は 4 F，下腿は 3 F を用いる
❹ 鼠径部にて大腿動脈にテーピングを行い，ヘパリン化ののち，動脈を半周切開して血栓除去を行う．小さな穴からの血栓除去は，大腿動脈の Fogarty カテーテルによる損傷の原因となる．大腿深動脈直上を開けることにより，浅大腿，大腿深動脈両方の血栓除去が容易
❺ 血栓は，Fogarty カテーテルに血栓が付着しなくなってさらにもう一度最終確認の血栓除去を行う
❻ 中枢側からの動脈の出血が良好であることを確認する．末梢側からの逆血を確認したら，ヘパリン生食あるいはプロスタグランジン E_1（PGE_1）製剤溶液での末梢灌流を行う
❼ 血管造影が可能であれば，閉塞範囲の血管の性状確認と，末梢側の血流のランオフを確認する
❽ 狭窄病変がある場合は，同時にステント治療を行うこともある．心房細動による場合は原疾患の治療も行う

C ステント治療

1 術前準備

❶ 術前の CT，エコー，MRI による十分な評価が重要
❷ 病変部の状態（狭窄か閉塞か，血管径，病変長，石灰化

の程度と部位,屈曲の程度,瘤化の有無,解離の有無など),アクセス部位とアクセスルートの性状(血管径,動脈硬化)を確認し,実際に留置するステントの種類とサイズを仮決定しておく程度の準備が必要である

2 血管内治療(腸骨動脈領域)

❶ 病変に対するアプローチ(図69)
  a) 同側(逆行性)アプローチ
  b) 対側(順行性)アプローチ
  c) 両側アプローチ
❷ 基本的には同側アプローチで行う
❸ 病変が外腸骨末梢側にある場合は,対側アプローチのほうが容易な場合あり
❹ 大動脈 bifuracation にかかる病変の場合は,両側アプローチで,kissing stent の留置を考慮

1) 術前造影
- 対側から 0.035 インチ(35,サンゴ)のラジフォーカスガイドワイヤーを大動脈まで挿入,さらに造影用カテーテル(ピッグテール)を挿入して造影

2) ワイヤー挿入
- 逆行性に 35 のアングル型ラジフォーカスガイドワイヤーにて病変部を貫通.不可能な場合は対側より順行性に貫通.閉塞病変の場合でも,可能な限り真腔を通過させる.偽腔を通過した場合はエントリーとリエントリーの部分でステントがやや広がりにくい

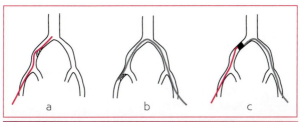

図69 ■ 腸骨動脈領域の病変に対するアプローチ

- 閉塞例では，CT で予測した経路を想定しながら，先端をくるくる回転させて，抵抗なく侵入するように進めていく．シースも少しずつ前進させてワイヤーをサポートすることにより，ワイヤー先端に腰をもたせる．ラジフォーカスガイドワイヤーが U 字にターンした状態（ナックルワイヤリング）で進めることもあるが，先端で強く進めた場合と同様に偽腔に進む可能性があることに注意

3) 血管内超音波（IVUS）

❶ ガイドワイヤーが血管壁の内側か外側か（閉塞性病変），病変の状態，動脈硬化病変の局在，血管径などを確認する

❷ ステントの種類と大きさを決定する

4) 前拡張

❶ 挿入するステント径に合せて必要なだけ拡張する

❷ 閉塞病変の場合は前拡張が必須

❸ あまり強く前拡張すると，プラークなどによる塞栓症の可能性あり

5) ステント留置

❶ ステントには自己拡張型とバルーン拡張型がある（表9）．利点・欠点はあるものの，使用経験を積むことが必要

❷ 自己拡張型も多少の位置移動があるものの，確実な留置

表9 ■ ステントの種類と特徴

	自己拡張型	バルーン拡張型
利点	血管追従性がよい 長い病変に対応	拡張力が高い 位置合わせが確実
注意点	拡張不十分の場合あり 製品によりショートニング	ステントは短く，長い病変には不向き
商品名	(iliac) S.M.A.R.T, Luminexx, Epic, Wallstent (SFA) Zilver-PTX, Misago, INNOVA	(iliac) Express, PALMAZ

は可能．当院では，基本的に自己拡張型ステントを使用している
❸ ステントの端が動脈硬化が強いなどの理由で浮き気味になっていたら，短めのバルーン拡張型ステントで押さえ込む，というのは1つのパターンである

6）最終造影
❶ 確認事項：ステントの広がり具合（狭窄を残さない：再閉塞のリスク），ステントエッジの立ち上がり，新規発生の動脈解離・動脈破裂の有無
❷ 原則，術前の予定以上のことをしないこと

3 血管内治療（下肢病変）（図70）
❶ バルーン拡張術：細径のロングバルーンを用いて軽めの拡張
❷ 自己拡張型ステント（成績が不十分）
❸ 数ヵ月での再確認が必要なことが多い．十分な患者教育も必要
❹ distal bypass も考慮すること
❺ 新規デバイスの導入が次々と行われている領域であり，今後，血管内治療が発展すると考えられる

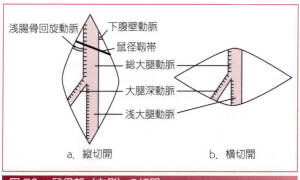

図70 ■ 鼠径部（右側）の切開

D 人工血管バイパス治療

1 術　前
❶ CT および血管造影
　① 皮膚切開部位，動脈遮断部位，吻合部位の決定および人工血管の通過部位を決定
　② 内膜摘除をする場合は，摘除範囲と内膜固定部位を決定．無用な摘除による動脈損傷を防ぐ．超音波吸引器（CUSA）による摘除は容易だが遠隔期成績は不明
❷ 動脈硬化が強くて CT での評価が困難な場合や，下腿病変を有する場合は，血管造影のほうが病変や末梢の血流（ランオフ）を明瞭に描出するので有用

2 手術 ［大腿―膝窩動脈（膝上）バイパス術］
1）麻酔導入
❶ 通常全身麻酔で施行
❷ 麻酔準備中に，画像提示，人工血管などの準備，手術体位，切開部位，術中投与薬剤，術中造影検査などの最終的な準備確認

2）鼠径部切開
❶ 鼠径部にて大腿動脈を露出
❷ 横切開または縦切開．術中判断で病変を延長する可能性がある場合は縦切開．鼠径部の術後のツッパリ感は横切開のほうが少ない印象
❸ 切開はあまり大腿内側に切り込まない．大腿内側に至る神経障害（痺れ，痛み）を出しやすい
❹ 総大腿動脈直上の浅鼠径リンパ節は縦あるいは横に鋭的あるいは鈍的に切開することが可能であるが，確実に断端を結紮処理してリンパ漏を予防する

3）膝上部切開（図 71）
❶ 内転筋腱裂孔から膝窩までの膝窩動脈のうち必要な範囲を露出．皮膚切開は 10 cm 程度．内側広筋と縫工筋の間を切開．表在エコーで大伏在静脈を確認する．剝離操作

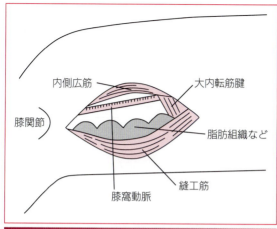

図71 ▪ 膝上膝窩動脈の露出（右側）

　中に閉鎖神経皮枝を損傷しないように注意
❷ 内側広筋と縫工筋の間を剥離すると，大量の脂肪組織が露出するが，脂肪組織はすべて術野下方（背側）に落として，内側広筋に沿って剥離を進めると，斜めに走行する大内転筋内を認め，内転筋腱裂孔および膝窩動脈に到達．動脈の枝をすべて温存

4）人工血管通過部トンネル作成

❶ 人工血管用トンネラーを使用．人工血管の経路を作成
❷ 膝窩側からトンネラーを膝窩動脈に沿って挿入し，鼠径部で縫工筋の背側の脂肪組織および結合組織を電気メスで切離すると，大腿動脈の前面にトンネラーが出てくる
❸ トンネラーのなかを通して人工血管を挿入する

5）吻　合（図72）

❶ 末梢から吻合を行う
❷ 膝窩動脈をブルドック鉗子あるいは血管鉗子で遮断，またはベッセルテープを牽引して血流遮断し，動脈切開を行う
❸ 5-0 あるいは 6-0 プロリン連続にて縫合を行う
❹ 狭窄を防ぐため，人工血管のほうが自己血管よりも幅広

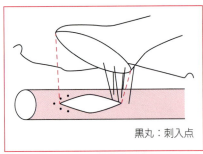

黒丸：刺入点

図72 ■ 血管吻合

く縫っていくこと，トゥおよびヒールで自己血管の縫い目が短軸方向に並ばないようにする

6) 確認造影
- 血管造影を行い，吻合部および人工血管の状態を確認する

7) 膝下への人工血管バイパス
- 膝窩動脈への直接のバイパス（図73）
❶ ePTFE カフでの直接吻合（Distaflo）
❷ 静脈カフ・パッチを介しての吻合（Miller カフ，Linton パッチ，Taylor カフ，Tyrell カフなど）

E 自己静脈バイパス治療

1 術 前
❶ 自己静脈の評価を CT およびエコーにて行う．可能な限り同側の大伏在静脈を用いる
❷ 静脈のコンポジットグラフトは成績不良であり，その場合は，人工血管の使用を考慮する
❸ 静脈の向き
　① reversed vein
　② non-reversed vein：弁を valvotome で切開
　a) *in-situ*
　b) free graft
❹ 遠隔期開存率に有意差がないとされている

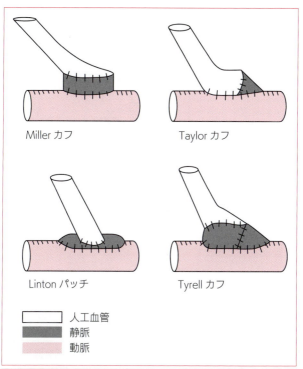

□	人工血管
■	静脈
■	動脈

図73 ▪ 膝窩動脈への直接のバイパス

❺ *in-situ* non-reversed vein は，分枝の残存が問題で，術後に分枝を介したシャントが発生し，追加で分枝結紮をする必要が出てくることがある

❻ 大伏在静脈は大腿のほうが下腿よりも太いことが多いため，non-reveresed 法のほうが，サイズミスマッチが少ない可能性がある

2 手 術
- 膝上へのバイパスは人工血管でのバイパスの項（p88）を参照

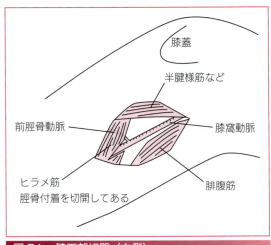

図74 ▪ 膝下部切開（右側）

1）大腿—膝窩（膝下）動脈バイパス術の手技とコツ

a. 膝下部切開（図74）

- 膝下膝窩動脈および下腿3分岐の露出は，ヒラメ筋の切離が必要である

❶ ヒラメ筋と腓腹筋の間から膝窩動脈を十分に剝離露出

❷ ❶から連続的に下腿3分岐の露出に必要な範囲のヒラメ筋の脛骨への起始は電気メスで切離する

❸ ヒラメ筋の重要な起始である腓骨筋頭を切離することはなく，腓腹筋がヒラメ筋と同様の運動機能を司っており，この下腿3分岐の十分な露出が大きく運動機能に影響することはない

❹ 中枢側の膝窩動脈の露出が必要な場合は，半腱様筋なども切離することができる

b. グラフトの走行（図75）

❶ 通常，膝下へのバイパスは皮下を通過させることが多く，そのためにグラフトの膝窩動脈に対する角度が急峻であるため，術前にCTなどで術後のイメージを描いておく．静脈がキンクする可能性がある

❷ distal bypass：重症下肢虚血（clitical limb ischemia：

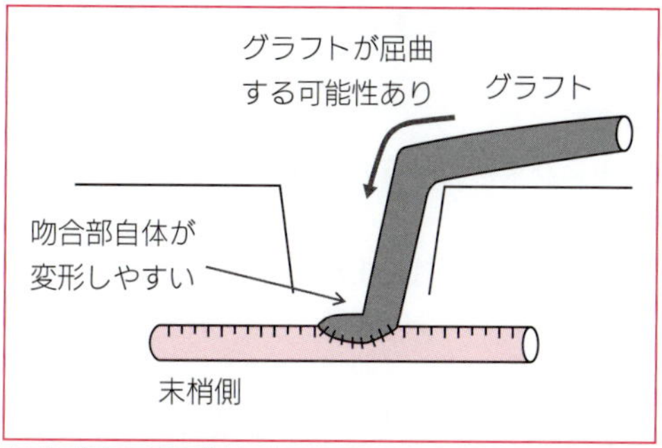

図75 ■ 膝下での吻合部の状態

グラフトが屈曲する可能性あり
グラフト
吻合部自体が変形しやすい
末梢側

　CLI）に対する治療
Fontaine分類Ⅲ度以上
Rutherford分類Ⅱ～Ⅳ度以上（安静時疼痛，潰瘍，壊死などの皮膚症状を伴うもの）
2）下肢虚血評価
- 足関節上腕血圧比（ABI），皮膚灌流圧（skin perfusion pressure：SPP），経皮酸素分圧測定（tcpO$_2$）
  SPP≦30 mmHg：創傷治癒困難
  tcpO$_2$≦20 mmHg：創傷治癒困難
  　　　≧40 mmHg：創傷は治癒する
3）血管造影
❶ デジタルサブトラクション血管造影（DSA），単純下肢撮影による診断
❷ 吻合部の確保
4）バイパスに使用可能な静脈の評価
- 大伏在静脈，小伏在静脈，上肢の静脈
5）実際の吻合部の確認
- エコーによる評価
6）吻　合
❶ シリコーン血管テープによるスネア，シャントチューブなどにより，遮断による血管損傷を防ぐ
❷ トゥおよびヒールで動脈に縫合糸を締める力がかからないように（巾着にならないように）する．吻合線上でグ

ラフトが狭窄を起こすことはまれだが，動脈狭窄は容易に発生する

7) 術中造影
- 吻合部および末梢側血流の確認

8) 術後投薬
- 周術期ヘパリン化，抗血小板薬，PGE_1製剤

9) フットケアチームとの連動

❶ 創部の管理
- 創部衛生の維持，デブリドマン，植皮

❷ 循環の管理
- 下肢血流の維持：抗血小板薬，血管拡張薬による管理
- 追加の観血的治療

❸ 全身疾患の管理
- 糖尿病（DM），高血圧，高脂血症の治療，末期腎不全患者の透析管理

❹ 栄養状態の改善
- 栄養サポートチーム（nutrition support team：NST）の介入

❺ 運動機能の回復
- リハビリテーション，理学療法士による介入

❻ 下肢切断に対する装具の作成
- 義肢装具士による装具の作成

F 透析バスキュラーアクセス（通称：内シャント）

1 術 前

1) 上腕の動脈および静脈の評価

❶ 駆血帯にて上腕を駆血，橈側皮静脈，肘正中静脈とその上腕静脈への交通枝，上腕静脈，尺側皮静脈などの評価を行う

❷ 橈骨動脈，上腕動脈の評価を行う

❸ 表在エコーを用いて，これらの血管の径，静脈血栓の有無，動脈および静脈の流速波形などを評価し，バスキュラーアクセス作成可能かどうかの判断をする

2) 透析導入までの期間がどの程度かを考慮する
❶ すでにバスキュラーアクセスが挿入されている場合は，早急に，早い時期から使用可能なバスキュラーアクセスの作成を考慮する
❷ 透析導入前で時間的余裕がある場合は，可能な限り利き手の反対の手で，手首の位置で，自己血管を使用したバスキュラーアクセスを作成する

3) 手首の位置でのバスキュラーアクセス
● 仮に使用できない程度の血流しか得られないとしても，「静脈を育てる」という目的を果たすことが可能であれば，作成することは患者さんにとって有効である

4) 確実に使用できるバスキュラーアクセスを作成しようという場合
● 動脈が良好に拍動していて，かつ，バスキュラーアクセスとして使用される静脈の予定吻合部から深部静脈への合流部までの血管径がすべての箇所で 2 mm 以上あってエコーにて容易に圧迫されることが，実践的な条件と考えられる

5) 駆血していないのに静脈が拡張
● 心不全，体幹側での静脈の閉塞などを疑う．動脈の表在化やテシオカテーテルの使用も考慮する．心エコーでの駆出率（EF）の低下は，必ずしもバスキュラーアクセス作成後の心不全を予測しない

2 通常作成されるバスキュラーアクセス

1) 自己血管によるバスキュラーアクセス
❶ 自己血管によるバスキュラーアクセス
● 作成される部位（図76）
　タバチエール①
　前腕末梢（手首，橈側，尺則）②③
　前腕肘部④
　上腕⑤⑥
　下肢
❷ タバチエールに作成することには議論があるが，原則と

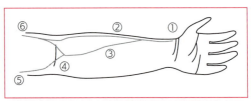

図76 ▪ 自己血管によるバスキュラーアクセス作成部位

して末梢側から作成する
❸ バスキュラーアクセスによく使用する静脈：①橈側皮静脈（タバチエール），②前腕橈側皮静脈，③前腕正中皮静脈，④肘正中静脈，⑤上腕尺側皮静脈，⑥上腕橈側皮静脈
❹ 肘部や上腕の自己血管バスキュラーアクセスは穿刺がやや難しくなることがあり，患者さんの病態や透析環境も含めて検討し，人工血管を使用することを考慮する

2）人工血管によるバスキュラーアクセス

❶ 前腕ループを基本とする．動脈側は上腕動脈と橈骨動脈・尺骨動脈分岐部に，静脈側は肘正中静脈（図77a）または尺側皮静脈（図77b）あるいは上腕静脈に吻合する
❷ 静脈側は，吻合部より末梢側の静脈のランオフが良好であることを確認して吻合する．肘正中静脈に吻合する場

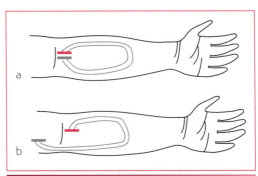

図77 ▪ 人工血管によるバスキュラーアクセス作成部位

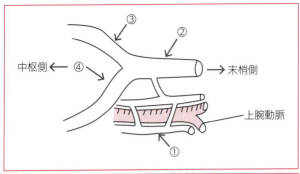

図78 ● 肘部で吻合可能な静脈

合は，上腕静脈への交通枝に流入するように吻合するほうがよい．肘部の静脈が細いあるいは静脈灌流が不十分であると判断した場合は，上腕の尺則皮静脈あるいは上腕静脈に吻合を行う

❸ 肘部で吻合可能な静脈（図78）：①上腕静脈，②肘正中静脈（前腕正中皮静脈），③橈側正中皮静脈，④尺側正中皮静脈．前腕正中皮静脈から，深部への交通枝である深正中皮静脈を経由して上腕静脈に流入する経路を生かすように吻合することはコツの1つである

❹ 前腕末梢動脈に吻合することも可能であるが，動脈と人工血管の径のミスマッチが大きくなるので注意を要する

3 手術のコツ
1）自己血管による作成
❶ 動静脈吻合は，吻合した後に静脈に動脈圧がかかってでき上がる形態を予測して行う（図79a）
  ① 静脈が捻れないように軸を合わせる
  ② 静脈が折れないように（kinkしないように）長さを合わせる（図79b）
❷ 吻合形態：端側吻合あるいは側々吻合
❸ 吻合方法：
  ① ヒールのみを固定して連続縫合

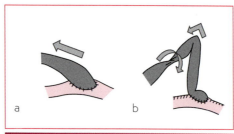

図79 ■ 動静脈吻合

② ヒールとトウを固定して連続縫合
③ パラシュート法
❹ 動脈切開：6〜14 mm 程度
❺ 静脈切開：端側吻合は，T字吻合は吻合径が十分に取れず，狭窄を作る可能性あり．静脈をカットバックして，いわゆるコブラヘッドあるいは猫の手といわれるような形にするのがよいとされる．吻合面はやや静脈のほうが動脈より大きく，かぶせるようにする．側側吻合は，動脈と静脈の径を合わせて行うことができる利点がある
❻ 使用する糸：7-0 ポリプロピレンが最適．血管の性状により 6-0 あるいは 8-0

G 術後合併症対策

1 創部感染（surgical site infection：SSI）

1）周術期患者管理
● 危険因子（表10）の管理
❶ 糖尿病：術前2ヵ月は厳格にコントロールして目標 HbA1c は 7.0％ 未満．周術期血糖の目標は 180〜200 mg/dL 未満．低血糖に注意してインスリンでコントロールする
① 術直後のインスリンの効果：持続静注＞間欠静注＞皮下注
② 経口摂取開始とともに，皮下注へ移行
③ 術後のインスリン抵抗性の増強を考慮した投与を行う

表10 ■ 周術期感染の危険因子

術前因子	高齢,低栄養,喫煙,肥満,糖尿病,易感染性(合併疾患),保菌,すでにある感染巣,長期入院,剃毛
術中因子	手洗い,皮膚消毒,手術時間,手術手技,異物挿入,ドレーン,術中予防的抗菌薬,手術室環境(換気),手術機器衛生
術後因子	術後創処置,長期ドレーン管理,血糖管理

④ 低血糖リスクの低い経口血糖降下薬が早い段階から再開しやすい(DPP-4阻害薬やα-グルコシダーゼ阻害薬)

❷ 禁煙:30日前には禁煙する

❸ 入院:術直前に入院し,院内感染のリスクを下げる

❹ 入浴:術前夜あるいは術当日朝に入浴を行う

❺ 除毛:術前の除毛によりSSIは増加する.特に鼠径部手術は陰毛が邪魔になるため,手術に必要な範囲の毛を専用のバリカンあるいははさみで切除

2) 抗菌薬投与

❶ 予防的抗菌薬は第一世代セフェム(セファメジン)を使用:血管外科領域の感染原因菌は黄色ブドウ球菌あるいはコアグラーゼ陰性ブドウ球菌(CNS)が多いとされる

❷ 投与期間:術直前から術後2日目まで

❸ 感染徴候の出現:創部からの排膿や,術後経過にていったん解熱してからの再度の発熱など感染徴候を認めた場合は,膿汁や血液培養を含めた各種培養検査のうえ,empiricに広域抗菌薬の予防的投与を行う.感染部位が予測(同定)されているのならば,その部位の検体のグラム染色も参考にする.院内の感染症科がアンチバイオグラム(図80)を発行しているのであれば,参考に抗菌薬を決定する

❹ 起因菌の同定:数日後,起因菌が同定されたら,薬剤感

2015年 広島大学病院における感受性率(%)

陽性球菌	ビクシリン ABPC	ペニシリンG PCG	セファメジン CEZ	ロセフィン CTRX	マキシピーム CFPM	フルマリン FMOX	ユナシン A/S	メロペン MEPM	バンコマイシン VCM	ゲンタシン GM	シプロキサン CPFX	クラビット LVFX	ダラシンS CLDM
MSSA	50		100		100	100	100	100	100	80	86	91	99
MRSA	0		0		0	0	0	0	100	35	12	12	36
S. epidermidis	12		16		16	16	16	16	100	44	26	30	60
CNS*	26		82		79	90	82	79	100	64	33	36	57
E. faecalis	100						100	80	100		83	92	
E. faecium	14						14	0	100		8	15	
S. pyogenes	100	100	100	100	100	100	100	100	100		51	100	75
S. pneumoniae	97	100	74	97	94	77	97	100	100		58	97	42
S. agalactiae	100	100	90	100	100	100	100	100	100		50	50	80

嫌気性菌	ビクシリン ABPC	ペニシリンG PCG	セファメジン CEZ	マキシピーム CZOP	セフメタゾン CMZ	フルマリン FMOX	ゾシン T/P	メロペネム MEPM	ミノマイシン MINO	ダラシンS CLDM
B. fragilis	5	5	11	26	74	84	95	84	89	74
Non *fragilis*							91	91	88	30

*:CNSはS. epidermidisを含まない。

■ 推奨薬

図80 ■ アンチバイオグラム

受性試験の結果に合わせた抗菌薬を選択し十分量投与する

❺ MRSA：術後感染での頻度が高いので，抗MRSA薬の投与を念頭においておく．バンコマイシンはグラム陰性菌に効果がないので，他の抗菌薬（βラクタム薬：第四世代やカルバペネムなど）の併用を考慮

❻ MRSAを含めた耐性菌や緑膿菌の場合：最適な抗菌薬の使用と，院内感染への拡大防御の措置

3）消　毒

❶ 術中の術野消毒：グルコン酸クロルヘキシジンあるいはポビドンヨードを使用．米国疾病予防管理センター（CDC）のガイドラインでは，アルコールの使用も推奨．ポビドンヨードは乾燥時に効果を発揮

❷ 術直後の消毒：

① 術後48時間までは必要とされる．浸出液がなければ，手術室で透過型ドレッシング材で密封して経過観察

② 48時間以降：消毒は不要とされるが，皮膚の接合が不良な部位（例えば，高齢者で皮膚がヨレヨレで合わせることが困難な場合）は，創部の保護が必要．また，鼠径部は糞尿による汚染のリスクが高い

❸ 感染創の管理：感染組織の切除（デブリドマン），創部洗

浄と周辺の健常皮膚の消毒．正常組織を傷害して，その深層にある血管が露出することがないように努める．創部からの浸出液の量が多い場合は，閉鎖式ドレナージや持続陰圧吸引療法も駆使して，創部の汚染を最小限にする

2 人工血管感染
❶ 感染のコントロールと，吻合部より末梢側の血流維持が必要
❷ 通常は感染した人工血管の抜去と創部治療が原則
❸ 感染範囲が小さい場合などでは，創部洗浄およびドレナージ（持続陰圧吸引療法を含む）で治癒する場合があり
❹ 末梢側の血流を維持：感染創とは別術野でのバイパス術．自家静脈や，リファンピシンを浸漬したゼラチンコーティング人工血管を使用する．腹部の場合は大網充填を行う

3 ステント閉塞
❶ 閉塞長が短い場合（ステント内）：経皮的血管形成術（PTA）のみでの治療が可能
❷ 閉塞長が長い場合：血栓塞栓症のリスクもあり，鼠径部切開での血栓除去の適応を考慮．血栓除去の方法は，急性動脈閉塞の項に準ずる．ステントによるFogartyバルーンの破裂の可能性があるので，ステント以外の部分の血栓除去を先行．血栓除去終了後に血管造影を行い，治療方針を立案

4 人工血管閉塞 (腸骨動脈以下)
1）閉塞原因を分けて考える
　① 中枢側動脈（インフロー）病変
　② 吻合部を含む人工血管病変
　③ 末梢側動脈（アウトフロー）病変
● 血栓除去を行い，血管造影を行って治療方針を決定する
2）手術手技とコツ
❶ 人工血管を露出・切開し，血栓除去を試みる

❷ 切開部位は，吻合部狭窄の可能性も考慮して，吻合部近傍の人工血管とする
❸ 人工血管および血栓を摘除する
❹ 吻合部狭窄がないことを確認する．狭窄がある場合は，パッチ形成などを考慮する
❺ インフローより出血，アウトフローから逆血を良好に認める場合は，いったん終了として，後日血管造影（DSA），CT評価としてもよい．可能なら，血栓除去終了後にDSAを行い，狭窄部位の評価を行う
❻ 引き抜き圧を測定し，PTA/ステントでの治療が可能ならば同時に行う．外科的バイパス術のほうがよいと考えられる病変を認める場合は，後日再検討のうえ，治療を行う
❼ これらの手技が完遂できるかどうかは，患者の理解度や麻酔法，手術環境，時間帯なども影響するが，可能ならば検査・手技回数が減るようにマネージメントする

5 バスキュラーアクセス閉塞

1）閉塞原因
❶ 吻合部狭窄
❷ 穿刺部狭窄：日々の穿刺による血管壁の損傷，内膜肥厚，内腔への血栓付着
❸ 吻合部末梢の静脈狭窄

2）自己血管閉塞
❶ できるだけ早い段階（数日以内が望ましい）で血栓除去．造影で確認のうえ，PTAあるいは修復術を行うことで再び使用することが可能
❷ 治療法
　① 中枢側再吻合
　② 狭窄部位 PTA
　③ 静脈狭窄部の interposition（自己血管，人工血管）
　④ 肘部で表在静脈から深部静脈への交通に狭窄がある場合は，この部分を露出して側々吻合

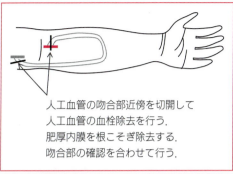

人工血管の吻合部近傍を切開して人工血管の血栓除去を行う．
肥厚内膜を根こそぎ除去する．
吻合部の確認を合わせて行う．

図81 ● 人工血管閉塞の治療

3）人工血管閉塞

❶ 自己血管と異なり，人工血管内の血栓は，ある程度時間が経過していても（自験例では最長閉塞後3週間），人工血管専用 Fogarty カテーテルにて血栓除去可能

❷ 治療法（図81）
 ① 中枢側吻合部直上，末梢側吻合部直上を切開し，それぞれ人工血管を遮断して人工血管を切開し，人工血管内の血栓が体内に入らないようにして血栓除去を行う
 ② ついで，それぞれの吻合部を検索，修復する．中枢側再吻合，末梢側人工血管の延長などにより閉塞した人工血管を再利用する

CHAPTER 6 腹部大動脈瘤手術とコツ

A 腹部大動脈瘤とは

1. 大動脈瘤とは：本来の血管径より 50％以上の大動脈の限局的拡張病変
2. 手術例数の増加：最近 10 年間で 70％増加（年間 15,000 例，2013 年）
3. 瘤径と破裂率：年間瘤破裂率 4 cm 未満；0％，4 ～ 5 cm；0.5 ～ 5％，5 ～ 6 cm；3 ～ 15％，6 ～ 7 cm；10 ～ 20％，7 ～ 8 cm；20 ～ 40％，8 cm 以上；30 ～ 50％

B 診断と手術適応

1 診 断
1. 症　状：多くは無症状，破裂例では腹痛，腰痛
2. 診断法：超音波検査で瘤の存在診断（specificity 100％），造影 CT がもっとも有用な診断法（瘤の大きさ，伸展，壁在血栓）

2 手術適応
1）腹部大動脈瘤の手術適応
1. 破裂（open, contained, sealed）
2. 有症状（腹痛，腰痛，背部痛）
3. 最大横径＞5 cm
4. 瘤拡大速度＞1 cm/6 ヵ月
5. DIC 合併
6. 末梢血栓の原因
7. 感染瘤
8. 炎症性瘤

❾ 上腸間膜動脈症候群の原因
❿ 大動脈-下大静脈瘻または大動脈-十二指腸瘻

C 人工血管置換術（中枢側吻合のコツ）

１ 中枢側動脈露出のコツ
❶ 十二指腸間膜を開けて動脈瘤の左側から剥離して，正常の動脈が現れたら動脈瘤の右側も十分に剥離する
❷ 電気メスの凝固切開モードで剥離して出血を極力減らす．まれにリンパ瘻をきたすこともあるので，リンパ管らしき組織は結紮する
❸ 動脈瘤より2cm以上上部の健常動脈を露出してテーピング（テーピングは必ずしも必要ではない）（図82）

２ 末梢側露出のコツ
❶ 後腹膜を電気メスで切開して右腸骨動脈，さらに左腸骨動脈を露出する．尿管損傷に注意．左右腸骨動脈分岐部上の後腹膜には陰部神経が走行しており，同部の剥離を回避
❷ 腸骨動脈はしばしば腸骨静脈と癒着．テーピング時に腸骨静脈損傷を注意して避ける

３ 大動脈遮断のコツ
❶ ヘパリン0.5mg/kgを静脈注射して，まず末梢側の健常な腸骨動脈ないしは大腿動脈をブルドック鉗子で遮断
❷ CTで粥腫や石灰塊がないことを確認した中枢側健常大動脈を，Satinsky型大動脈遮断鉗子で遮断
❸ ゆっくりと遮断，血圧を一時的に低下させて大動脈遮断．石灰化のある大動脈では大動脈損傷を起こすことがある
❹ 逆行性塞栓のリスクのある大動脈では，粥腫のない腎動脈上の大動脈で一時的な遮断を行って大動脈切開して粥腫を取り除き，腎動脈下大動脈で再度大動脈遮断を行う（図83）

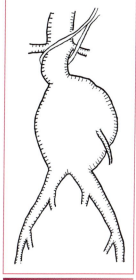

図82 ■ テーピング　　図83 ■ 大動脈遮断＋瘤切開

4 大動脈-人工血管吻合のコツ

❶ 大動脈瘤を切開，腰動脈を縫合閉鎖

❷ 中枢側大動脈を切断して，ジャストサイズ（20 × 10 mm または 18 × 9 mm の Y 字型ダクロングラフト）の中枢端を少し長め（3〜4 cm）にして切断．以前は短くしていたが，現在は将来の胸部ステントグラフトが容易になるようにするために少し胴長にする

❸ 4-0 SH-1 または BB ポリプロピレン糸の 1 本連続縫合で縫合．大動脈外側にダクロンフェルト帯を巻く方法もあるが，そのまま縫合して縫合後に止血を確認して人工血管中枢側の断片で縫合部を覆う方法もある（図84）

5 下腸間膜動脈再建術のコツ

❶ 片側の内腸骨動脈または下腸間膜動脈を再建しないと腸管虚血を起こす危険がある

❷ 下腸間膜動脈の再建は，開口部の性状がよければ動脈瘤

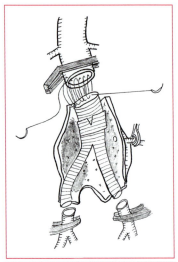

図84 ▪ 大動脈-人工血管吻合

壁ごとくり抜きボタン状（Carrel patch）にして，人工血管の胴体部または左脚に5-0プロリン糸連続縫合（パラシュート法）で縫着する（図85）

６ 内腸骨動脈再建のコツ
❶ 片側ないしは両側の内腸骨動脈を可能な限り再建する
❷ 3分枝または4分枝人工血管が市販されており使用する
❸ 内腸骨動脈末梢をSatinsky型血管鉗子で遮断して切断，人工血管の内側脚と5-0プロリン糸で連続縫合する（パラシュート法）（図86）
❹ 右内腸骨動脈を再建してその後右外腸骨動脈を再建する
❺ 同様の手順で左内腸骨動脈，左外腸骨動脈を再建する

D 内腸骨動脈瘤合併時

１ 内腸骨動脈瘤末梢側動脈処置のコツ
❶ 可能な限り内腸骨動脈瘤を剝離して，動脈瘤外から末梢

D 内腸骨動脈瘤合併時 **109**

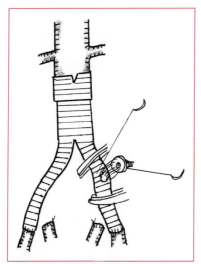

図85 ■ 下腸間膜動脈の再建

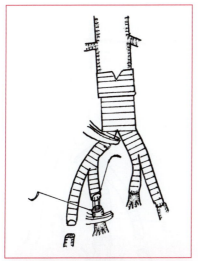

図86 ■ 内腸骨動脈の再建

側動脈を結紮
❷ 動脈瘤が大きい場合は分枝動脈（通常2～3本）に分かれており，これらを結紮またはクリップする
❸ 動脈瘤が大きくて外側からの結紮が難しい場合は，動脈瘤を切開後に末梢側動脈内にFogatyバルーンカテーテル（2～3F）を挿入して，出血を制御して末梢側動脈を剥離して結紮する（図87）

2 内腸骨動脈再建が必要な場合
❶ ブルドッグ鉗子またはSatinsky血管鉗子で末梢側動脈を遮断
❷ 末梢側動脈のうちもっとも大きな動脈を1本再建して，そのほかの分枝動脈は結紮する

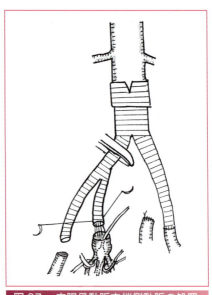

図87 ● 内腸骨動脈末梢側動脈の処置

E 急性期合併症と予防

1 腎動脈塞栓症

① 腎動脈直下の腹部大動脈に容易に遊離しそうな粥腫がある症例では，中枢側大動脈遮断時に粥腫を上方に遊離させ腎動脈塞栓から急性腎不全，透析に陥る最悪の合併症が起こる
② 術前 CT で中枢側大動脈遮断部位の性状を十分に検討して，腎動脈塞栓の危険があると判断した場合は，動脈壁性状のよい腎動脈上に遮断部位を移す（図 88）
③ 一時的大動脈遮断を行い，腎動脈下大動脈内の粥腫を完全に摘除，洗浄
④ 大動脈遮断を腎動脈下に掛け直して手術を継続

2 末梢動脈塞栓症

① 大動脈瘤内の粥腫を末梢動脈に飛散させると，重篤な末

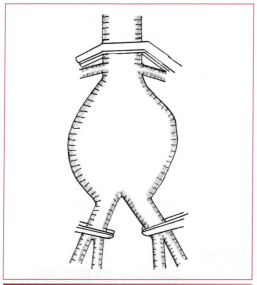

図 88 ● 腎動脈閉塞症回避のための腎動脈上遮断

梢動脈塞栓症や blue toe syndrome を起こす
❷ 大動脈遮断は，まず末梢側動脈を遮断して，その後中枢側大動脈を遮断すると末梢動脈塞栓症のリスクが減る

3 術後出血
❶ 腰動脈を完全に結紮していないと術後出血が起こる．人工血管再建後に必ず腰動脈からの出血の有無を再確認する必要がある
❷ 下腸間膜動脈も中途半端に結紮すると出血の原因になる．開口部のみでなく下腸間膜動脈を結紮する必要がある
❸ 切開した動脈瘤壁からジワジワと出血することもある．電気メスで動脈瘤切開部の壁側漿膜側を丁寧に止血する

F 慢性期合併症と予防

1 感染症
❶ 創部または人工血管感染は最悪の合併症
❷ 創部のケアとともに，適切な抗菌薬の投与が必要
❸ 止血が十分でなくラッピングした動脈瘤内に血腫ができると，感染が起こりやすくなる
❹ 口腔内の感染から菌血症を起こし，人工血管に感染することもある．手術前後の口腔内ケアが重要

2 人工血管脚閉塞
❶ 人工血管の脚が長すぎて屈曲すると脚閉塞を起こす
❷ 手術時に軽度の張力を掛けて脚を引っ張り吻合して，たるみのない手術デザインが必要（図89）
❸ Y字人工血管術後には原則として抗凝固療法は必要ない
❹ 人工血管脚閉塞防止のためには，手術中の人工血管吻合デザインが重要

3 リンパ瘻
❶ 腎動脈周囲の大動脈剥離時に左腎静脈部周囲にリンパ管が存在し損傷するとリンパ瘻を起こす

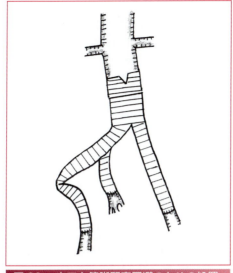

図89 ▪ 人工血管脚閉塞回避のための処置

❷ 電気メスで丁寧に凝固するとともに，リンパ管のありそうな箇所は結紮してリンパ瘻を防ぐ
❸ リンパ瘻が起こり得ると意識することが重要

G 感染性腹部大動脈瘤手術

1 腹部大動脈-十二指腸瘻
❶ 感染性腹部大動脈瘤の最悪の合併症
❷ 腹部大動脈瘤が十二指腸と炎症性癒着を起こし，同部が拡大して十二指腸に穿破した合併症
❸ 大吐血，大下血で発症して救命はきわめて難しい
❹ 腎動脈上で腹部大動脈を一時的に遮断して十二指腸と大動脈瘤を剥離し，腎動脈下で腹部大動脈を遮断しなおす
❺ かつては腹部大動脈を切断してスタンプ閉塞して，腋窩動脈-大腿動脈バイパス術で非解剖学的バイパス術を行う方法が取られた
❻ スタンプが破裂するリスクが高く，現在は解剖学的再建

が行われる
- ❼ 十二指腸穿孔部を縫合して感染周囲組織，感染動脈瘤壁を完全に郭清し，12Lの生理食塩水で洗浄（パルスジェット・システムを使うと洗浄が容易）
- ❽ リファンピシンに浸漬したニット編みダクロン人工血管で型通り人工血管置換術
- ❾ その後，大網を胃から切離して人工血管をすっかり覆い，縫合閉鎖した十二指腸から完全に隔離する（図90）

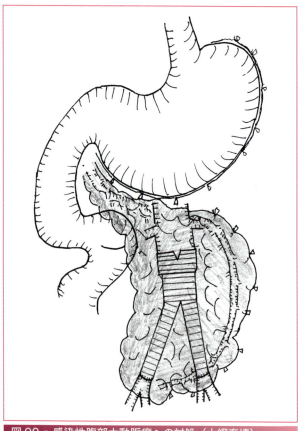

図90 ● 感染性腹部大動脈瘤への対処（大網充填）

❿ 後腹膜を閉鎖後に小腸瘻を造設，ドレーンを腹腔内に留置して閉腹する

2 腸瘻を形成していない感染瘤
❶ 原則は感染瘤を切除して十分に洗浄
❷ リファンピシンに浸漬したニット編み人工血管で置換して大網充填
❸ 抗菌薬静脈投与で感染が制御された場合はステントグラフトで治療することも可能

7 腹部ステントグラフト治療(EVAR)とコツ

表11 ● ステントグラフト用語集

ネック, ランディングゾーン, シーリングゾーン	大動脈瘤の中枢,末梢のステントグラフト固定部位
治療長	ステントグラフトを留置する長さ
デプロイメント	ステントグラフトを展開
タッチアップ	バルーンによるステントグラフトの圧着固定
アクセスルート	ステントグラフト挿入部位(大腿動脈,腸骨動脈,腹部大動脈)
エンドリーク (Type I〜IV)	瘤内への血流漏出,残存
マイグレーション	ステントグラフトがずれる
インフォールディング	ステントグラフトがつぶれる
ステントフラクチャー	ステントグラフトが折れる

A ステントグラフト(EVAR)セットアップ

1 清潔台の準備
- 手術器械台のほかに,デバイス展開用清潔台(図91a)およびカテーテル展開用の清潔台(図91b)を準備する

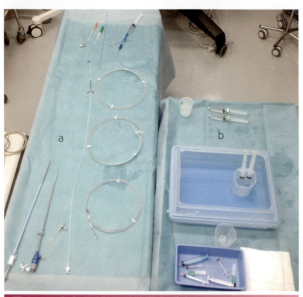

図91 ▪ デバイス展開用清潔台（a），カテーテル展開用清潔台（b）

2 準備物品（図92）

1. イントロデューサーシース　7 F×2
2. マーカー付きピッグテールカテーテル
3. 0.035×180 cm ガイドワイヤー（ラジフォーカス）
4. stiff ワイヤー×2（Egoist）
5. デバイス挿入用大口径シース
6. タッチアップ用バルーンカテーテル

3 EVAR 挿入手順（2ピースデバイス）

1. 両側鼠径部，鼠径靱帯触知部より1横指尾側を約3 cm斜切開．大腿筋膜まで剥離．大腿筋膜を切開し，vascular sheath を切開し，総大腿動脈（FA）前壁を露出
2. vascular sheath に 2-0 絹糸をかけ，皮膚に吊り上げ．4〜6針．深部にある総大腿動脈が浅部にトラクションされ，良好な視野を得ることができる（図93）

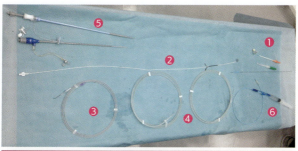

図92 ▪ 準備する物品

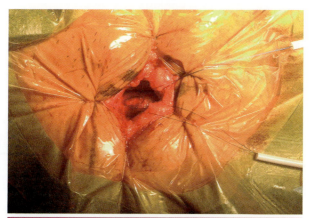

図93 ▪ 挿入部術野

周囲組織を吊り上げ，5-0プロリン糸で2重のタバコ縫合

❸ 5-0プロリン糸を用いて2重のタバコ縫合をかけ，ターニケットをかけておく．長軸方向に菱型のタバコ縫合をかけることにより，狭窄を防ぐ．全層はかけない

❹ ヘパリン投与　100単位/kg

❺ 両側FAから7Fシースを挿入．対側レッグ側は抜けないようにシースを絹糸で固定

❻ メインボディ挿入側より，ラジフォーカスガイドワイヤーを用いてマーカー付きピッグテールカテーテルを挿入．

先端は腎動脈分岐部直上（L1/2 レベル）

❼ 大動脈造影を行い，メインボディの長さを決定

❽ マーカー付きピッグテールカテーテルを遠位弓部まで挿入し，stiff ワイヤーに入れ替え

❾ stiff ワイヤーを保持したまま，マーカー付きピッグテールカテーテルおよび7Fシースを抜去．術者は指で刺入部を圧迫し出血を防ぐ

❿ デバイス挿入用大口径シースをゆっくりと挿入．親水性シースの場合は十分にシースを湿らせる

⓫ メインボディを挿入する前に，透視下に対側ゲートマーカーおよび対側ゲートの方向を確認

⓬ メインボディ挿入

⓭ 対側よりマーカー付きピッグテールカテーテルを挿入．腎動脈分岐部がもっとも分離できる角度へ管球を移動し大動脈造影

⓮ マーカー付きピッグテールカテーテルを末梢に下げ，メインボディをデプロイメント．対側ゲートが展開されるまで．対側ゲートは腹側に向くように

⓯ 対側ゲートの確保．各種カテーテル（ピッグテール，KMP，RIM，VS など）を用いてラジフォーカスガイドワイヤーを対側ゲートに挿入．カテーテルをメインボディ内に進め，spin check

⓰ 対側からのカテーテルを遠位弓部まで挿入し，stiff ワイヤーに入れ替え．マーカー付きピッグテールカテーテルを用いて対側ゲートから末梢側ランディングゾーン（内外腸骨動脈分岐部）までの距離を測定．シース側管から倍希釈造影剤で手押し造影

⓱ デバイス挿入用大口径シースへ入れ替え

⓲ 内外腸骨動脈分岐部が分離できる角度へ管球を移動．同側のシース側管から造影を行い，同側レッグを展開

⓳ 同側レッグおよび中枢側ランディングゾーンを，バルーンカテーテルを用いてタッチアップ

⓴ 対側レッグを挿入．内外腸骨動脈が分離できる角度へ管球を移動．対側のシース側管から造影を行い，対側レッ

グを展開
㉑ 対側レッグのタッチアップ（末梢側ランディングゾーンおよび接合部）
㉒ マーカー付きピッグテールカテーテルを挿入し，確認造影．50 mL ロック付きシリンジを用いて，シース側枝よりゆっくり脱血を行いながら造影する
㉓ エンドリークの確認．Type Ⅰ および Type Ⅲ エンドリークが出現する場合は追加手技を考慮（再タッチアップ，aortic cuff，追加レッグ挿入など）
㉔ stiff ワイヤーを残し，シースをゆっくりと抜去．スムーズに抜去できない場合はシース側枝より造影し，アクセス損傷の有無を確認する
㉕ シースを抜去し，術者は指で穿刺部を圧迫し，助手にターニケットを締めてもらう
㉖ 穿刺部末梢の拍動を確認し，stiff ワイヤーを抜去
㉗ プロタミンリバース
㉘ 洗浄，止血確認．アナペインを創部に散布し擦り込む
㉙ 3-0 バイクリル糸で皮下縫合，4-0 PDS 糸で真皮埋没縫合を行い閉創

B EVAR 術前計測

❶ 1.25 mm thin slice 画像を作成し，Osirix などのワークステーションで計測（図 94）
❷ サイジングおよびプランニングをシェーマに描き，腎動脈や内外腸骨動脈分岐部を分離できる管球の角度も確認する（図 95）
　① 腎動脈分岐下中枢側ネック径（直下より 15 mm 末梢，瘤起始部）
　② ネック長（腎動脈分岐直下より大動脈瘤起始部までの距離）
　③ ネック角度（腎動脈上，腎動脈下）
　④ 腎動脈分岐部から terminal aorta までの距離
　⑤ terminal aorta の径

122　7. 腹部ステントグラフト治療（EVAR）とコツ

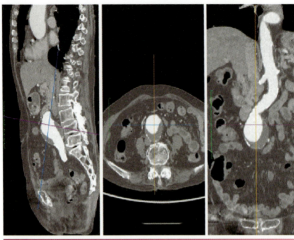

図94 ▪ OsirixによりMPR像を作成

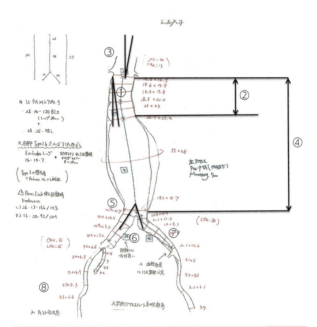

図95 ▪ 術前サイジングシェーマ

⑥ terminal aorta の角度
⑦ 両側総腸骨動脈の径および距離
⑧ 両側外腸骨動脈(アクセスルート)の径

C EVARデバイスの種類と使い分け

- 術前計測を基に,各デバイスのIFU(instruction for use)に合致しているか確認.アクセス血管径がアウターシースおよびデバイスの規格範囲内にあることを確認する(表12〜14)

表12 ■ 各種アウターシース早見表

メーカー	製品名	規格	Fサイズ(内径)	内径(mm)	Fサイズ(外径)	外径(mm)	長さ(cm)
Gore	ドライシールシース	DSL1228J	12	4.1	14	5	28
		DSL1428J	14	4.6	16	5.5	
		DSL1628J	16	5.3	18	6.2	
		DSL1828J	18	6	20	6.8	
		DSL2028J	20	6.6	22	7.5	
		DSL2228J	22	7.3	24	8.3	
		DSL2428J	24	8	26	9.1	
		DSL2628J	26	8.6	28	9.8	
Medtronic	Sentrantイントロデューサーシース	SENSH1228W	13.3	4.4	15.7	5.2	28
		SENSH1428W	15.3	5.1	17.8	5.9	
		SENSH1628W	17.3	5.8	19.7	6.6	
		SENSH1828W	19.3	6.4	21.7	7.2	
		SENSH2028W	21.3	7.1	23.8	7.9	
		SENSH2228W	23.3	7.8	25.7	8.6	
		SENSH2428W	25.3	8.4	27.7	9.2	
		SENSH2628W	26.5	8.8	29	9.7	
COOK	パフォーマーチェックフローイントロデューサーセット	RCF-12.0-38-J	12	4	14	4.7	13
		RCF-14.0-38-J	14	4.6	16	5.3	
		RCF-16.0-38-J	16	5.3	18	6	

表13 ● 各種デバイス規格早見表

メーカー	製品名	規格	Fサイズ(内径)	内径(mm)	Fサイズ(外径)	外径(mm)	長さ(cm)
COOK	Zenith Flex メインボディ	22〜26 mm	18	6	21	7.1	40
		28〜32 mm	20	6.7	23	7.7	
		36 mm	22	7.3	25	8.5	
	Zenith Flex レッグ	9/11/13/16 mm	14	4.7	16	5.3	71
		20/24 mm	16	5.3	18	6	
Endologix	AFX シース	22/25/28 mm	17	6	19	6.3	45
Medtronic	ENDURANT II メイン/カフ/AUI	23/25/28 mm	−	−	18	6	50.8
		32/36 mm	−	−	20	6.67	
	ENDURANT II レッグ	10/13 mm	−	−	14	4.67	
		16/20/24/28 mm	−	−	16	5.33	
Lombard	AORFIX メイン/カフ	24/27/31 mm	−	−	22	7.6	59.5
	AORFIX レッグ	10/12/18/20 mm	−	−	20	6.6	55.5

D EVAR ランディングのコツ

❶ 術前 CT より腎動脈分岐部の長軸短軸方向の角度を確認し,腎動脈が分岐できる角度へ管球を移動(CRA 〜°, RAO or LAO 〜°)

❷ ネック大彎側にメインボディを沿わせる場合は,ゆっくりとデプロイメント(slow deploy)を行い,flow dividerが展開される直前でいったんデプロイメントを止める.腎動脈の位置を注意しながらゆっくりとデバイス全体を押し上げる

E EVAR 対側レッグ挿入のコツ

❶ 中枢ネックや terminal aorta が狭小化している症例は,先に同側レッグを展開してしまうと対側ゲートが確保困難となる場合があるため,同側レッグ展開前に対側ゲートのカニュレーションを行う必要がある

❷ マーカー付きピッグテールカテーテルを用いて確保も可

表14 ■ 当院で使用可能なデバイス一覧

	Gore Excluder C3	Medtronic Endurant II / (IIs)	Endologix AFX
グラフトデザイン	2ピース	2ピース/(3ピース)	unibody
ステント骨格	外骨格	外骨格	内骨格
グラフト	ePTFE	ポリエステル	ePTFE
supra renal stent	なし	あり	supra renal proximal extension はあり
治療レンジ			
中枢血管径/ネック長	19〜32 mm(内径)/≧15 mm	19〜32 mm(内径)/≧10 mm	18〜26 mm(外径)/≧15 mm
末梢血管径/固定長	8〜25 mm/≧10 mm	8〜25 mm/≧15 mm	10〜18mm/≧15 mm
腎動脈下ネック角度	≦60°	≦60°	≦60°
terminal aorta 径	≧18 mm		
bifurcation 角度			≦90°
特徴	コンストレイニングシステム	アンカーピン付 supra renal stent	active seal anatomical fixation

能であるが,確保困難な場合はJudkins右冠動脈型,フック型など,種々のカテーテルを準備しておく必要がある
❸ 末梢側から対側ゲート困難な場合は,上腕動脈から400 cmラジフォーカスガイドワイヤーを順行性に対側ゲートを通過させ,スネアワイヤーで確保しpull throuchテクニックを併用する

F EVAR急性期合併症と対処法

1 アクセス損傷
❶ 大口径シースを抜去する際に抵抗がある場合は,アクセス損傷の可能性がある.stiffワイヤーを残し,シース側枝より造影しながら抜去することにより即座に診断が可能である
❷ アクセス損傷を認める場合はタッチアップバルーンをメインボディ内に留置し拡張し,止血コントロールする
① 追加レッグ挿入(±内腸骨動脈コイル塞栓)
② 解離の場合はPTAステント挿入
③ 傍腹直筋切開:後腹膜アプローチによる損傷部止血
④ 損傷部切除:腸骨動脈-大腿動脈バイパス術

2 ステントグラフト脚閉塞
● aorto-uni iliacとし,F-F crossover bypassを追加する

3 動脈塞栓および閉塞(下肢,腎動脈,上腸間膜動脈)
❶ 下肢動脈塞栓はFogartyカテーテルを用いて血栓除去を行う
❷ 腎動脈や上腸間膜動脈は,血管内治療で再開通困難である場合は速やかに開腹下バイパス術を考慮する

G EVAR術後エンドリークの種類 (図96)

● 瘤内への血流が残存し,瘤内の血栓化が得られていない状態[1]
Type ⅠA:ステントグラフト中枢端
　　　 ⅠB:ステントグラフト末梢端
Type Ⅱ:瘤内へ流入する側枝からの逆行性リーク
　　　　 IMA,腰動脈など
Type Ⅲ:ステントグラフト接合部(connection leak)
　　　　 ステントグラフト損傷部(fabric leak)

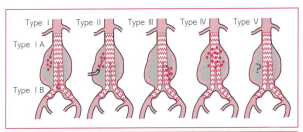

図96 ■ エンドリークの分類

椎谷紀彦：腹部大動脈瘤・腸骨動脈瘤-非解離，新心臓血管外科テキスト，安達秀雄ほか（編），p629-633，2016 を改変

Type Ⅳ：ステントグラフトの porocity からのリーク
Type Ⅴ：画像上明らかなエンドリークは認めないが瘤径拡大を示すもの（endotension）

H EVAR エンドリークの対処法

① Type Ⅰ，Ⅲ→術中に対処
② Type Ⅱ，Ⅳ→経過観察

1 Type Ⅰ
① 追加タッチアップ
② エクステンション追加
③ Type Ⅰ B の場合は内腸骨動脈塞栓後，外腸骨動脈まで延長

2 Type Ⅱ
① 経動脈的塞栓術
- 内腸骨動脈→腰動脈，SMA → IMA（図97）
② 経腰的塞栓術
- CT ガイド下瘤内塞栓術（図98）
③ 開腹下結紮術および瘤縫縮術

3 Type III
① 追加タッチアップ
② 接合部への追加レッグ挿入

4 Type IV
① プロタミンリバース
② トラネキサム酸投与

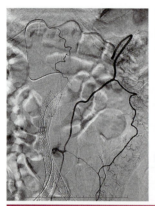
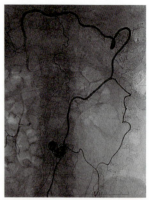

図97 ▪ SMAアプローチでIMAからのType IIエンドリークを塞栓

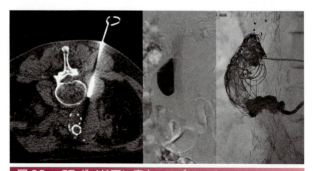

図98 ▪ CTガイド下に瘤内へアプローチ
nidusと腰動脈をコイルおよびNBCA：リピオドール＝1：4を用いて塞栓

I EVAR 遠隔期合併症

1 瘤拡大
- 前項「Type II エンドリーク」を参照

2 脚閉塞
1. 血栓除去術
2. F-F crossover bypass

3 マイグレーション
1. 中枢側→追加ステント挿入（図99）
2. 末梢側→追加ステント挿入（±内腸骨動脈コイル塞栓）

4 ステントグラフト感染
1. 残存瘤壁を含めたステントグラフト全抜去（図100）．腎動脈上遮断および腎保護液灌流ができるように準備．suprarenal stent を有するデバイスは stoney 切開を考慮
2. パルスイリゲーションシステムによる十分な洗浄
3. リファンピシン浸漬人工血管により *in-situ* 再建
4. 大網充填
5. 術後抗菌薬投与

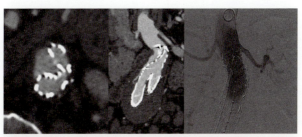

図99 ■ 中枢側マイグレーションに対する追加ステント挿入

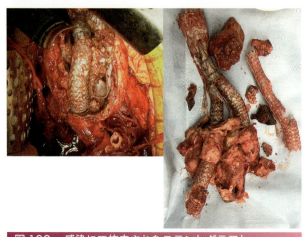

図 100 ▪ 感染にて抜去されたステントグラフト

引用文献
1) 椎谷紀彦:腹部大動脈瘤・腸骨動脈瘤-非解離,新心臓血管外科テキスト,安達秀雄ほか(編),中外医学社,東京,p629-633,2016

8 胸部大動脈瘤手術とコツ

A 術前診断

1 画像診断
- CT:造影CTはもっとも正確な胸部大動脈瘤情報が得られる.真性瘤と大動脈解離では得るべき情報が異なる

1)真性瘤の診断ポイント
1. 瘤の部位(上行,弓部,下行,胸腹部)
2. 瘤の性状(粥腫の有無,shaggey)
3. 最大径(6 cm以上,形の悪い嚢状瘤)
4. 送血部位の病変(石灰化,粥腫の有無)
5. 大動脈弁病変(大動脈弁狭窄,閉鎖不全)
6. 冠動脈病変(重症冠動脈病変)
7. 弓部分枝病変(頸動脈,鎖骨下動脈狭窄)
8. Adamkiewicz動脈(部位,側副血行路)
9. 腹部分枝病変(分枝狭窄,灌流)
10. 腸骨動脈病変(送血路適否)

2)大動脈解離の診断ポイント
1. エントリーの部位(上行,弓部,下行)
2. 解離の範囲(Stanford A型,B型)
3. 大動脈弁(閉鎖不全症)
4. 冠動脈病変(左右冠動脈口解離)
5. 弓部分枝病変(分枝解離)
6. 腹部分枝病変(内臓虚血)
7. 腸骨動脈病変(リエントリーはどこか)

2 術前手術手順の決定
1)真性瘤の手術手順
1. 大動脈瘤の置換範囲

❷ 送血路
❸ 大動脈遮断可能部位
❹ 脳,脊髄,内臓分枝の虚血防止
❺ 以上を検討して手術手順決定

2）急性大動脈解離の手術手順
❶ 解離腔が開存した Stanford A 型解離はすぐに手術
❷ 送血部位
❸ 置換範囲（上行,上行弓部）
❹ 脳保護法（選択的脳灌流,超低体温循環停止）
❺ elephant trunk または open stent の要否

B 大動脈基部置換術

1 手術適応
❶ 大動脈弁閉鎖不全が重症で大動脈弁輪が拡大
❷ 上行大動脈も拡大（5 cm 以上）した症例
❸ Marfan 症候群が多い
❹ 大動脈弁に器質的変化があり大動脈弁形成術が困難なときは Bentall 手術を行う
❺ 大動脈弁が一部逸脱または弁輪拡大がある場合は reimplantation 法または remodeling 法が可能

2 手術法
1）Bentall 手術：古典的な大動脈基部置換術
❶ 通常の体外循環下に大動脈基部を十分に剝離
❷ CT と経食道心エコー（TEE）で大動脈弁輪と上行大動脈サイズを計測して人工血管サイズを決定
❸ 人工血管は Valsalva 洞グラフトに 3 mm サイズダウンの人工弁（65 歳未満は機械弁,65 歳以上は生体弁）を 4-0 プロリン BB 糸で連続縫合
❹ Valsalva 洞グラフトの下端から 1 cm 浮かせた位置に人工血管を縫合（図 101）
❺ 大動脈遮断,順行性,逆行性冠灌流
❻ 左右冠動脈をボタン状にくり抜く

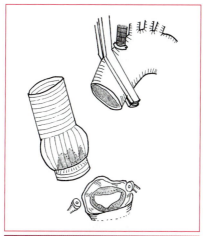

図101 ▪ 左右冠動脈のくり抜き

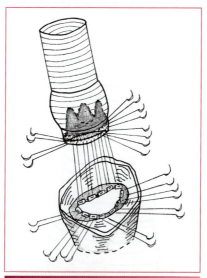

図102 ▪ composite グラフトの縫合

❼ composite グラフトを 2-0 エチボンド糸のマットレス縫合（15 針位）で弁輪に縫合．持ち上げた人工弁と人工血管に糸を通して縫合（図102）

❽ 人工血管下端のスカート部を4-0プロリンSH1糸の連続縫合にて補強縫合
❾ 左冠動脈ボタンを人工血管後面に5-0プロリン糸の連続縫合にて縫着，右冠動脈ボタンも同様に人工血管前面に縫合（図103）
❿ 人工血管遠位端から心筋保護液を注入して漏れ試験
⓫ 末梢側大動脈にダクロンフェルト帯を巻いて，4-0プロリンSH糸の連続縫合にて縫合

2) reimplantation法（別名David手術）

❶ 通常の体外循環下に，大動脈基部を十分に剥離
❷ CTとTEEで大動脈弁輪と上行大動脈サイズを計測して人工血管サイズを決定．人工血管はValsalva洞グラフト（通常は26 mmまたは28 mm）
❸ Valsalva洞を剥離して左右の冠動脈下まで露出．肺動脈と大動脈間も可能な限り大動脈弁輪まで剥離
❹ 大動脈弁を王冠状にくり抜き，冠動脈もボタン状に切り離す
❺ Valsalva洞グラフトのなかに大動脈弁cuspを通し，大動

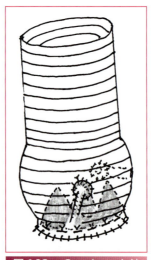

図103 ▪ Carrel patch法

脈弁下にプレジェット付きポリエステル糸を各交連部,弁輪中央部の6対に掛けてValsalva洞グラフトに通す(図104)

❻ 弁交連部を持ち上げて3弁の接合がもっともよくなる高さで弁交連部を固定
❼ 弁輪部中央のもっとも低い位置から5-0プロリン糸(C1糸)で自己弁輪,人工血管に垂直マットレス縫合をきめ細かく掛けて,連続縫合で下から上にcuspを縫着する(図105)
❽ 交連部まで縫いあがったら弁葉の形状をチェック,リークテストを行う
❾ 左冠動脈孔と右冠動脈孔に相当する箇所に電気メスで穴を開けて,Carrel patch法で冠動脈再建
❿ 末梢側大動脈は外側にフェルト帯を巻いて,4-0プロリン連続縫合にて縫着する

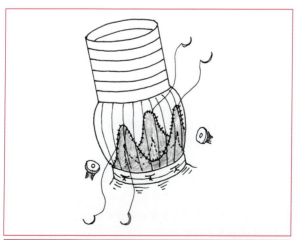

図104 ■ Valsalva洞グラフトへの大動脈弁cuspの挿入

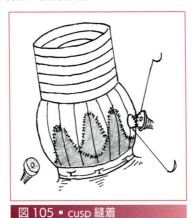

図 105 ▪ cusp 縫着

One Point Technique

David 法と呼ばれる reimplatation 法は，改良を重ねて David Ⅰ法からⅤ法まで改良された．大動脈弁下部の固定法，Valsalva 洞グラフトの使用などは日本で改良された．

3）remodeling 法（別名 Yacoub 手術）

❶ 通常の体外循環下に，大動脈基部を十分に剝離
❷ CT と TEE で大動脈弁輪と上行大動脈サイズを計測して人工血管サイズを決定．人工血管は通常のダクロングラフト（26 mm または 28 mm）
❸ Valsalva 洞を剝離して左右の冠動脈下まで露出．肺動脈と大動脈間も可能な限り大動脈弁輪まで剝離
❹ 大動脈弁を王冠状にくり抜き，冠動脈もボタン状に切離
❺ ダクロングラフトに 3 等分するようにスリットを入れる．弁輪から交連部の高さになるように切り込む（図 106）
❻ 弁交連部を持ち上げて 3 弁の接合がもっともよくなる高さで弁交連部を固定
❼ 左冠動脈尖弁輪部中央のもっとも低い位置から 5-0 プロリン糸（BB 糸）で自己弁輪，人工血管の順に縫合をきめ

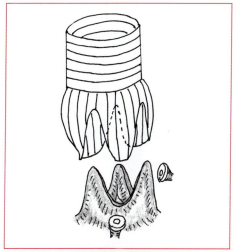

図106 ● ダクロングラフトのスリット作成

細かく掛けて，連続縫合で下から上に cusp を縫着する
❽ 無冠動脈尖，右冠動脈尖の順に交連部まで縫いあがったら弁葉の形状をチェック，リークテストを行う（図107）
❾ 大動脈弁輪に人工血管径と同じか，1 サイズ大きめのリング（Schaffer ring）を入れて固定（弁輪拡大予防）（図108）．またはゴアテックス 4-0 糸を円周状に縫合して弁輪径を 22 mm に減少させる
❿ 左冠動脈孔と右冠動脈孔に相当する箇所に電気メスで穴を開けて Carrel patch 法で冠動脈再建
⓫ 末梢側大動脈は外側にフェルト帯を巻いて 4-0 プロリン連続縫合にて縫着する

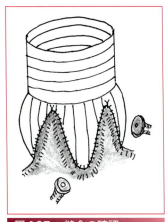

図 107 ▪ 縫合の確認

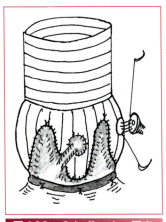

図 108 ▪ Schaffer ring 固定

C 上行大動脈置換術

1 手術適応
① 上行大動脈に限局した大動脈瘤は少ない
② 紡錘状大動脈瘤では最大径 6 cm 以上が手術適応

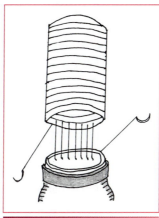

図109 ■ 人工血管の縫合

❸ Stanford A 型大動脈解離でエントリーが上行大動脈にある症例

2 手術法
❶ 完全体外循環,心停止下に可能であれば右腕頭動脈直下で大動脈遮断,順行性および逆行性心筋保護
❷ 末梢側に縫い代がない場合は,脳分離体外循環を行い大動脈遮断なしで行う
❸ Valsalva 洞直上で大動脈を離断
❹ 大動脈外側にフェルト帯を巻き,シールドダクロン人工血管を縫合(図109)
❺ 末梢側も大動脈外側にフェルト帯を巻き人工血管に縫合

D 急性大動脈解離手術

1 上行大動脈置換術
● エントリーが上行大動脈に限局した大動脈解離(Stanford A 型)が適応
❶ 右腋窩動脈に 8 mm 人工血管を縫着して送血,右大腿動脈送血を併用することもある.完全体外循環,血液温

25℃（28℃でも OK）にて循環停止，順行性・逆行性に冠灌流を行い心停止

❷ 左総頸動脈，左鎖骨下動脈に送血チューブを挿入して選択的脳分離体外循環（送血量は 3 分枝で 800 mL，血液温 25℃）．解離した上行大動脈はエントリーを含めて切離

❸ 末梢側の断端形成（解離した外膜を 3 cm 余計に残し，内膜を円周状に切断，余剰な外膜を内膜側に反転させて，外膜にはフェルト帯を 1 周させて 4-0 プロリン SH-1 糸の連続縫合で断端形成（図 110）

❹ 1 分枝付き人工血管を 4-0 プロリン SH-1 糸の連続縫合で縫着．脳分離体外循環終了．1 分枝より脳および末梢動脈に送血開始．復温

❺ 中枢側断端形成．Valsalva 洞 4 cm 上まで大動脈を切除．幅 2 cm の人工血管帯を内腔に挿入．外膜側にも幅 2 cm のダクロンフェルト帯を巻いて，人工血管帯とダクロンフェルト帯で解離した内膜，外膜を挟み断端縫合．近位側はマットレス縫合，遠位側は連続縫合で中枢側断端縫合（人工血管内挿縫合：Sino-tubular junction repair）（図

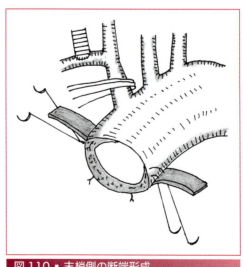

図 110 ■ 末梢側の断端形成

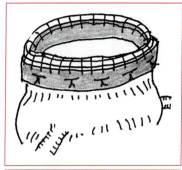

図111 ● 中枢側の断端形成

111）
❻ 人工血管と中枢側断端を4-0プロリンSH-1糸の連続縫合で縫着．冠灌流再開，復温後に体外循環離脱

2 弓部全置換術（＋オープンステント術）

● 適応：エントリーが弓部大動脈または下行大動脈（＋オープンステント術）にある場合
❶ 右腋窩送血（解離が頸部分枝に及んでいれば左腋窩送血も併用）．上下大静脈脱血，低体温（25℃ないし28℃）．完全体外循環，左室ベント．冠灌流は順行性および逆行性
❷ 冷却中に上行大動脈遮断，上行大動脈を切開して順行性および逆行性心筋保護液注入
❸ 血液温25℃で循環停止，上行大動脈〜弓部大動脈切開．左総頸動脈，左鎖骨下動脈に灌流用カニューレを挿入して選択的脳分離体外循環（流量600〜800 mL/min）（図112）．末梢側の断端形成は上行大動脈置換術（前述）と同じ
❹ 4分枝付き人工血管（通常直径24〜28 mm 末梢を末梢側吻合部の深さに応じて切断．4-0プロリンSH-1糸の連続縫合で縫合．人工血管側枝から末梢側灌流を開始（流量1,500〜2,000 mL/min）．左鎖骨下動脈を第3分枝に縫合（5-0 C1糸）．左総頸動脈を第2分枝に縫合，復温開始
❺ 中枢側断端形成は上行大動脈置換術と同じように行う．

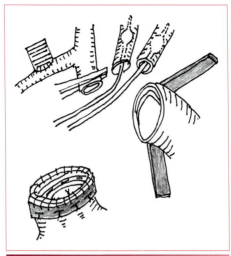

図112 ■ 上行大動脈〜弓部大動脈切開

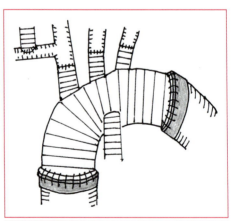

図113 ■ 右腕頭静脈を縫合

大動脈遮断解除．空気抜きを行う
❻ 最後に，右腕頭動脈を人工血管の第1分枝に縫合する（図113）
❼ 心拍動が良好になり出血がなければ体外循環を終了して，止血を十分行って閉胸する

E 弓部全置換術

❶ 8 mm 人工血管を右腋窩動脈に縫合して送血，上下大静脈脱血で体外循環，血液温 25℃まで冷却
❷ 左室ベント挿入，弓部分枝を剥離，露出．心筋保護は順行性と逆行性併用．血液温 25℃で循環停止
❸ 上行〜弓部大動脈切開，脳分離体外循環（前述），大動脈瘤を大動脈内側から隔離，遠位側大動脈端を形成
❹ 4 分枝付き人工血管の遠位側吻合．大動脈壁にはフェルト帯．4-0 プロリン SH の連続縫合にて縫合
❺ 末梢側の灌流再開．左鎖骨下動脈を再建復温開始（図114）
❻ 中枢側断端形成，大動脈壁の外側にフェルト帯を当てて人工血管の中枢縫合．空気抜きを十分に行い大動脈遮断解除．復温中に左総頸動脈，腕頭動脈の吻合を行い，体外循環を終了する．プロタミンを入れて十分止血後に閉胸

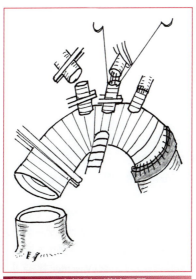

図114 ▪ 末梢側の灌流再開

F 下行大動脈置換術

❶ 左第 4 〜 5 肋間開胸（瘤の場所に応じて開胸）
❷ 左大腿動静脈露出
❸ 大動脈瘤と肺との癒着を剝離して，大動脈瘤上下の健常な大動脈をテーピング
❹ 部分体外循環（流量 2,000 mL/min）．軽度低体温（34℃）または常温体外循環．上下大動脈遮断．上下肢の血圧が同じになるように血流量調節．下行大動脈置換部位が第 8 胸椎以下にかかる場合は脊髄虚血のモニターとして運動誘発脊髄電位（MEP）を測定する
❺ 大動脈瘤を切開して肋間動脈を結紮．大動脈上部断端にフェルト帯を当てて 4-0 プロリン SH 糸の連続縫合で人工血管縫合．末梢側も同様の方法で縫合して手術終了．プロタミンを入れてヘパリンを中和して，止血後に閉胸

G 胸腹部大動脈置換術

● 胸部大動脈瘤のなかでもっとも困難な大動脈瘤．最大の合併症は脊髄梗塞による対麻痺と腎動脈梗塞による腎不全
❶ 左第 4 肋間から左側腹部後腹膜アプローチによる開胸，開腹（Stoney 切開）．下行大動脈上部で健常な大動脈にテーピング．末梢側大動脈にもテーピング
❷ 腹部分枝動脈（腹腔動脈，上腸間膜動脈，左右腎動脈）を剝離してテーピング（図 115）
❸ 左大腿動静脈を露出，ヘパリン 2 mg/kg 投与．常温体外循環にて部分体外循環開始．灌流量は 2,000 mL/min 以上
❹ 術前 CT で Adamkiewicz 動脈を同定しておく．通常は第 8, 9, 10 肋間動脈を剝離し，シリコンテープでテーピング
❺ 左鎖骨下動脈直下の健常な下行大動脈を遮断して切断
❻ Coselli 4 分枝付き人工血管（Vascutec 社，トリプレックス）の中枢側吻合，下行大動脈にはフェルト帯，4-0 プロリ

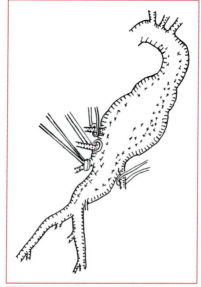

図 115 ● 腹部分枝動脈のテーピング

ン SH1 糸の連続縫合（図 116）
❼ 健常な腹部大動脈も遮断
❽ 下半身灌流量を 1,500 mL/min 程度に下げる
❾ 第 8, 9, 10 肋間動脈のシリコンテープを締め, 肋間動脈からの逆流をストップ
❿ 大動脈瘤を切開, 血栓塊を除去
⓫ Adamkiewicz 動脈以外の肋間動脈を結紮閉鎖
⓬ 左右腎動脈には臓器灌流カテーテルで 4℃冷却リンゲル液を 100 mL/min で流す
⓭ 腹腔動脈, 上腸間膜動脈にも灌流カテーテル（12 F）にて各 250 mL/min で血液を灌流させる（図 117）
⓮ まず, Adamkiewicz 動脈と思われる肋間動脈を 8 mm 人工血管で再建, 上下 1 本の肋間動脈も同様に再建し, 順次メイン人工血管に縫合
⓯ 人工血管の末梢側縫合, ダクロンフェルトを巻いて 4-0 プロリン 1 本の連続縫合

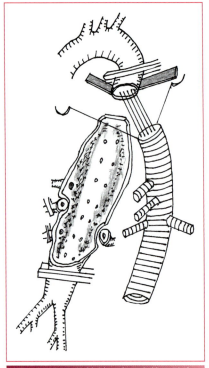

図116 ■ 4分枝付き人工血管を縫合

⑯ 上下半身の灌流を再開,体外循環終了
⑰ 右腎動脈,左腎動脈,上腸間膜動脈,腹腔動脈の順に5-0プロリンCV1糸の連続縫合で縫着(図118)
⑱ プロタミン投与,止血を十分に行い閉胸,閉腹

H 胸腹部大動脈瘤手術の脊髄保護

1 胸腹部大動脈の脊髄障害発生頻度 (Coselliらの成績)

❶ Crawford分類別に対麻痺の頻度は
　Ⅰ型:13%, Ⅱ型:31%, Ⅲ型:6%, Ⅳ型:4%[1]
❷ 世界有数の施設での成績でも上記発生率が存在する
❸ 広範囲の下行大動脈を治療する場合や,Adamkiewicz動

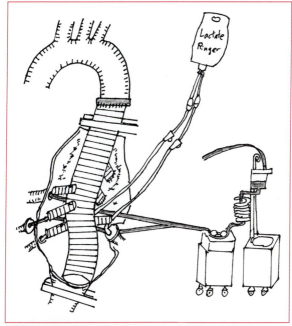
図117 ■ 腹腔動脈・上腸間膜動脈の灌流

脈を治療で閉鎖する場合は対麻痺対策が必要

2 対麻痺対策
1. 髄液ドレナージ：対麻痺ハイリスク症例では術前日に脊髄腔内にチューブを留置して脊髄内圧を低下させることで脊髄還流を改善させる目的で施行する
2. MEPモニター：術中に脊髄障害を判別するためにモニターする（図119）．MEPが低下した場合は，血圧を上げたり，髄液ドレナージの量を増やしたり，薬物投与を施行して，未然に対麻痺を予防する
3. 術中・術後の呼吸循環維持：100 mmHg以上の血圧維持，ポンプオフ後の出血に注意．低酸素も注意……分離肺換

148　8. 胸部大動脈瘤手術とコツ

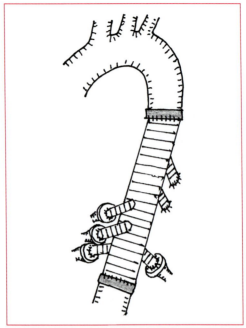

図118 ■ 右腎動脈，左腎動脈，上腸間膜動脈，腹腔動脈への人工血管縫着

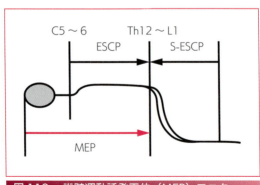

図119 ■ 脊髄運動誘発電位（MEP）モニター

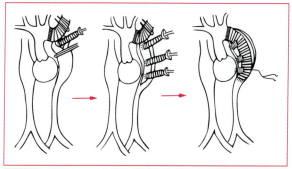

図120 ■ 分節遮断法

気による低酸素
❹ 分節遮断法（図120）：血栓を飛ばす危険があり，あまり使われない
❺ 脊髄保護液注入
  ① 脊髄保護液注入・大動脈遮断テスト→肋間動脈再建の有無を判断
  ② spinal cord plegia：部分体外循環血を心筋冷却装置で4℃に冷却，冷却血液を遮断した動脈瘤内に注入．胸部大動脈を遮断し，遮断部位の大動脈瘤内に保護液を100 mL/min の流量で500 mL 注入後，5分間 MEP をモニター
    （a） MEP モニター上変化なし：肋間動脈再建必要なし
    （b） MEP モニター上変化あり：肋間動脈再建必要あり
❻ 肋間動脈再建（Th 8〜L 2）
  ① 肋間動脈・腰動脈の再建は主に Th 8〜L 2 間
  ② 特に直径が太く逆流の少ない動脈を標的
  ③ Adamkiewicz 動脈の同定を術前に MDCT で行う
  ④ クランプテスト・脊髄保護液注入で再建を決定

One Point Technique：Adamkiewicz 動脈とは

肋間動脈・腰動脈のうち前脊髄動脈と連続性を有する血管（左側：80％，Th 8〜L 2：70％存在）．前脊髄動脈へ血流分布している血管でこの血管を結紮すると対麻痺が必ず発生すると考えられていたが，血流ネットワーク*により必ずしも対麻痺は発生しない．その鑑別にMEP モニターが有効．

*脊髄の血流ネットワーク：脊髄の血行は多岐の動脈で支配されている
  ① 椎骨動脈系（←鎖骨下動脈）
  ② 肋間動脈系
  ③ 腰動脈系
  ④ 内腸骨動脈系

引用文献

1) Coselli JS: The use of left heart bypass in the repair of thoracoabdominal aortic aneurysms: current techniques and results. Semin Thorac Cardiovasc Surg **15**: 326-332, 2003

CHAPTER 9 胸部ステントグラフト治療(TEVAR)とコツ

A TEVARとは

- TEVAR：Thoracic EndoVascular Aortic Repair
- 2008年より保険償還された．現在，わが国で使用可能なデバイスは5社
1. C-TAG（Gore社製）
2. Valiant captivia（Medtronic社製）
3. Zenith TX-2, TX-D（Cook社製）
4. Relay Plus（Bolton社製）
5. Najuta（川澄化学工業社製）

B TEAVR用ステントグラフトの種類と使い分け

- 術前計測を基に，各デバイスのIFU（instruction for use）に合致しているか確認（表15）．アクセス血管径がアウターシースおよびデバイスの規格範囲内にあることを確認する（表16）

C TEVARの適応

- 大動脈瘤の中枢側，末梢側に20 mm以上のランディングゾーンを有する
  ランディングゾーンの角度<30°
  ランディングゾーンの径≦42 mm
1. 真性瘤
2. 合併症を有する急性B型大動脈解離
3. 外傷性大動脈損傷

表15 ● 当科で使用可能なデバイス一覧

	Gore C-TAG	COOK Zenith TX2 Zenith Dissection	Medtronic Valiant captivia	Bolton Relay Plus
グラフト	ePTFE	ポリエステル	ポリエステル	ポリエステル
top bare stent	あり	なし	あり	あり
エクステンション	なし	あり	なし	なし
適応				
真性瘤	○	○	○	○
解離	○	○	○	×
外傷	○	×	×	×
治療レンジ				
中枢血管径/ネック長	16〜42 mm（内径）/≧20 mm	20〜38 mm（外径）/≧20 mm	真性瘤：18〜42 mm（内径）/≧20 mm　解離：20〜44 mm/≧20 mm	19〜42 mm（外径）/≧15 mm（22〜28 mmデバイス）≧20 mm（30〜38 mmデバイス）≧25 mm（40〜46 mmデバイス）

表16 ● TEVAR 各種デバイス規格早見表

メーカー	製品名	規格	Fサイズ（内径）	内径（mm）	Fサイズ（外径）	外径（mm）
COOK	TX-2	22〜34 mm径	20	6.7	23	7.7
		36〜42 mm径	22	7.3	25	8.5
	TX-D（グラフトあり）	22〜34 mm径	20	6.7	23	7.7
		36〜42 mm径	22	7.3	25	8.5
	TX-D（グラフトなし）	36/46 mm	16	5.3	18.5	6.7
Bolton	Relay Plus	22〜32 mm径 目安	−		22	7.4
		34/36 mm径 目安	−		23	7.7
		38/40 mm径 目安	−		24	8.1
		42/44 mm径 目安	−		25	8.4
		46 mm径 目安	−		26	8.7
Medtronic	VALIANT Captivia	22〜32 mm径 目安	−		22	7.3
		34〜40 mm径 目安	−		24	8
		42〜46 mm径 目安	−		25	8.4

（Gore 社製は7章，表12のドライシールシースを参照）

D TEVAR の zone 分類（図121）

- zone 0〜2でランディングの際は debranching を必要とする

  zone 0：total debranching, chimney technique が必要（図122）

  zone 1：左総頸動脈，左鎖骨下動脈への two debranching が必要（図123）

  zone 2：one debranching, transposition, 左鎖骨下動脈単純閉鎖（図124）

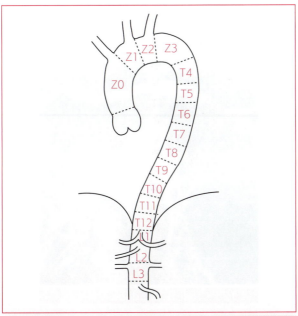

図121 ■ 解剖学的ランディングゾーン

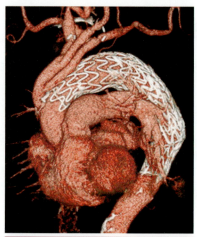

図122 ▪ zone 0 total debranching

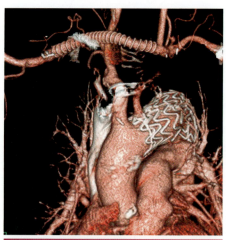

図123 ▪ zone 1 two debranching

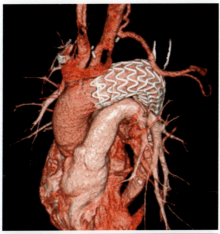

図124 ▪ zone 2 左鎖骨下動脈 transposition

E TEVARのグラフトサイジング

❶ 1.25 mm thin slice 画像を作成し，Osirix などのワークステーションで計測
❷ サイジングおよびプランニングをシェーマに描き，頸部分枝や腹腔動脈分岐部を分離できる管球の角度も確認する（図125）
　① 中枢側ネック径
　② 中枢側ネック長
　③ 末梢側ネック径
　④ 末梢側ネック長
　⑤ 治療長
　⑥ 瘤　径
　⑦ アクセスルート径

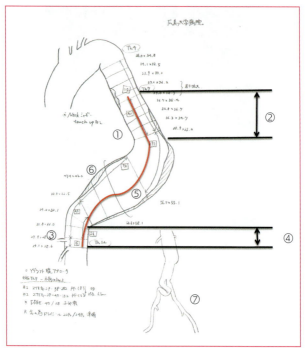

図125 ▪ 術前サイジングシェーマ

F TEVAR 手技とコツ

1 TEVAR 挿入手順

1. 全身麻酔:解離性病変の場合は経食道心エコーを挿入
2. デバイス挿入側の鼠径部を斜切開し,大腿動脈を露出し 5-0 プロリン糸を用いて 2 重のタバコ縫合(詳細は第 7 章 A-3 ①-③を参照)
3. 対側の大腿動脈から 5 F シースを挿入.抜けないように絹糸で固定
4. ヘパリン投与 100 単位 /kg
5. デバイス挿入側から 7 F シースを挿入し,マーカー付き

ピッグテールカテーテルを用いて大動脈造影を行いデバイス決定
❻ マーカー付きピッグテールカテーテルを大動脈弁位まで挿入し，stiff ワイヤー（COOK Lunderquest Double curve Exchange）に入れ替え
❼ デバイスもしくは大口径シースをゆっくりと挿入
❽ 対側の 5 F からマーカー付きピッグテールカテーテルを用いて大動脈造影［左前斜位（LAO）45 〜 60°］を行い留置位置決定
❾ デプロイメント
❿ タッチアップバルーン（GORE Tri-Lobe Balloon）を用いてステントグラフト固定
⓫ 確認造影
⓬ Type Ⅰ，Ⅲエンドリークを認める場合は，再度タッチアップまたは aotric cuff の挿入
⓭ stiff ワイヤーを残し，シースをゆっくりと抜去．スムーズに抜去できない場合はシース側枝より造影し，アクセス損傷の有無を確認する
⓮ シース抜去し，術者は指で穿刺部を圧迫し，助手にターニケットを締めてもらう
⓯ 穿刺部末梢の拍動を確認し，stiff ワイヤー抜去
⓰ プロタミンリバース
⓱ 洗浄，止血確認．アナペインを創部に散布し擦り込む
⓲ 3-0 バイクリル糸で皮下縫合，4-0 PDS 糸で真皮埋没縫合を行い閉創

G 弓部瘤への debranching TEVAR のコツ

❶ zone 0＝total debranging：胸骨正中切開必要
❷ zone 1＝two debranching：胸骨正中切開不要
❸ 術前頭部 MRA にて頸部動脈から Willis 動脈輪が開存していることを確認

1 zone 0 total debranching

- 術前CTにて中枢側吻合予定部の上行大動脈の性状,上行大動脈径＜40 mmを確認.また末梢側吻合予定部の頸部分枝の性状が問題ないことを確認する

❶ 全身麻酔,前額部へINVOSを装着.肩枕を入れ頸部を伸展

❷ 胸骨正中切開,心膜切開し上行大動脈をテーピング.上行大動脈周囲を十分に剝離

❸ 無名静脈をテーピングし尾側に牽引し,頸部分枝へアプローチ

❹ 腕頭動脈をテーピング

❺ 左総頸動脈は胸骨切痕から左胸鎖乳突筋内側縁へ向けて視野を展開し,なるべく末梢側でテーピングし周囲を十分に剝離

❻ 左総頸動脈背側から左鎖骨下動脈へアプローチする.周囲脂肪組織は結紮切離

❼ 椎骨動脈分岐部中枢側で左鎖骨下動脈をテーピング

❽ ヘパリンを投与し,収縮期血圧を90 mmHg以下に下げる

❾ 中枢側吻合予定部にマーキングし,腕頭動脈からの距離を測定.＞3 cmが望ましい

❿ 部分遮断鉗子(INTRACK ULTRA)を用いて体血圧をみながらゆっくりと上行大動脈部分遮断(図126)

⓫ スピッツメスで小切開,モスキートペアンでゆっくりと切開部を拡張しaortic puncherを用いて吻合口を形成

⓬ フェルトストリップを置き,4-0プロリン糸RB-1もしくはSH-1を用いて3分枝人工血管(Gelweave Trifurcated Arch GraftもしくはHEMASHIELD GOLD Woven 3 Branch)の12 mm側と端側吻合

⓭ 神経鉤を用いて吻合糸を増し締めし,ゆっくりと遮断解除

⓮ 収縮期血圧＞130 mmHgまで上昇.腕頭動脈末梢側をゆっくりと遮断し,局所組織酸素飽和度(rSO_2)の低下のないことを確認

G 弓部瘤への debranching TEVAR のコツ

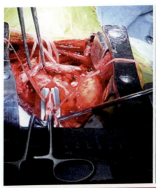
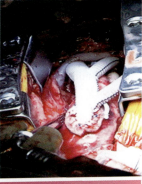

図 126 ▪ zone 0 total debranching

⑮ 腕頭動脈中枢側を結紮し，離断
⑯ 5-0 プロリン糸 BB を用いて 12 mm 側と端々吻合
⑰ 空気抜きの後，遮断解除し中枢側断端を 4-0 プロリン糸 SH-1 フェルト付きを用いて断端閉鎖
⑱ 左総頸動脈末梢を遮断し，中枢側を結紮し離断
⑲ 8 mm 側と 5-0 プロリン糸 C-1 を用いて端側吻合
⑳ 空気抜きを行い，遮断解除の後，4-0 SH-1 フェルト付きを用いて中枢側断端閉鎖
㉑ 左鎖骨下動脈末梢を遮断，中枢側を結紮し離断
㉒ 吻合の前に 4-0 SH-1 フェルト付きを用いて中枢側断端閉鎖
㉓ 5-0 プロリン糸 C-1 を用いて端端吻合を行い，空気抜きの後，遮断解除
㉔ 止血確認し，中枢側吻合部に A/C ロケーターを固定
㉕ プロタミンリバースは行わず TEVAR へ

One Point Technique

頸部分枝は末梢側を遮断した後，中枢側を結紮．Healthy to Healthy で再建可能な部位を術前 CT にて確認しておく．

2 zone 1 two debranching

- 当科では右腋窩動脈切開部と左総頸動脈と左鎖骨下動脈を同一視野で露出する 2 incision 法を行っている（図 127）
- この視野展開は zone 2 TEVAR を行う際の，左鎖骨下動脈 transposition にも有用である

❶ 全身麻酔，前額部へ INVOS を装着．肩枕を入れ頸部を伸展
❷ 右鎖骨下切開し，右腋窩動脈を露出し，テーピング
❸ 左胸鎖乳突筋内側縁から胸骨切痕へ向けて切開
❹ 左胸鎖乳突筋内側縁から左総頸動脈を露出しテーピング
❺ 左総頸動脈–左頸静脈間から剥離を進める．左迷走神経を確認し，損傷に注意する
❻ 背側の脂肪組織は結紮切離．左椎骨静脈を同定し結紮切離すると左椎骨動脈が確認できる．これをメルクマールに左鎖骨下動脈を露出し，椎骨動脈分岐部中枢側でテーピング（図 128）
❼ 右鎖骨下創部より鎖骨上を経由し，左側創部へ皮下トンネル作成．静脈損傷に注意する
❽ 8 mm 人工血管（FUSION）を誘導し，ヘパリン投与
❾ 右腋窩動脈と 5-0 プロリン糸 C-1 を用いて端側吻合
❿ 左総頸動脈末梢を遮断し，中枢側を結紮し離断
⓫ 人工血管側壁に吻合口を形成し，5-0 プロリン糸 C-1 を用いて端側吻合し，十分に空気抜きを行い遮断解除
⓬ 4-0 プロリン糸 SH-1 を用いて中枢側の断端閉鎖
⓭ 左鎖骨下動脈末梢側を遮断し，中枢側を結紮し椎骨動脈分岐部の中枢で離断
⓮ 吻合の前に，4-0 プロリン糸 SH-1 を用いて中枢側断端閉鎖
⓯ 5-0 プロリン糸 C-1 を用いて人工血管と端端吻合し，空気抜きを行い遮断解除
⓰ プロタミンリバースは行わず TEVAR へ

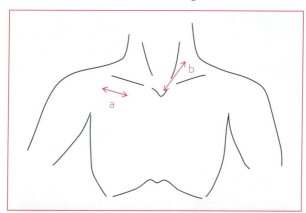

図127 ▪ 右腋窩動脈露出切開線(a),左総頸動脈,左鎖骨下動脈露出切開線(b)

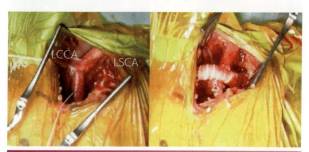

図128 ▪ zone 1 two debranching
LCCA:左総頸動脈　LSCA:左鎖骨下動脈

H 胸腹部大動脈瘤へのdebranching TEVARのコツ

❶ 胸腹部大動脈瘤への debranching は,必ずしも低侵襲手術ではない.本術式は脊髄障害を回避することを重要視しなければならない.当科では可能な限りdebranchingとTEVARを二期的に行うことで,脊髄障害を回避するように努めている

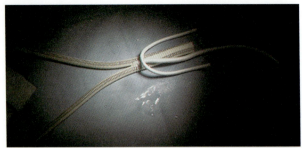
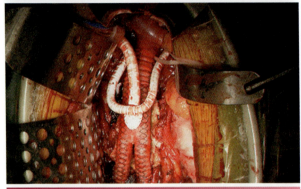

図129 ▪ 胸腹部大動脈瘤に対するdebranching

❷ 腹部大動脈瘤や末梢側ランディングゾーンとなる腹部大動脈の性状が悪い場合はY字人工血管を併設するが（図129），通常は腸骨動脈をインフローとする
❸ 腹腔動脈を単純閉鎖する可能性を考慮し，術前CTにて胃十二指腸アーケードが開存していることを確認しておく

I TEVAR時の脊髄保護

1 脊髄障害の危険因子
❶ 術中・術後低血圧
❷ Adamkiewicz動脈閉塞
❸ 腹部大動脈瘤術後
❹ 左鎖骨下動脈閉塞

❺ 内腸骨動脈閉塞
❻ 広範囲ステントグラフト留置

2 脊髄障害予防対策
- 脊髄への血流ネットワークを維持することが重要である
❶ 術前 MDCT により Adamkiewicz 動脈を同定
❷ 術前日に髄液ドレナージチューブ挿入
❸ 術中運動誘発電位（MEP）計測
❹ 術中術後の血圧維持（平均動脈圧＞90 mmHg）

J 急性期合併症

1 アクセス損傷
第 7 章　F-1 を参照

2 逆行性 A 型大動脈解離
❶ TEVAR の 1.3 ～ 1.9%
❷ 危険因子
　① オーバーサイジング
　② 上行大動脈径＞40 mm
　③ zone 0
　④ ベアステント

One Point Technique

逆行性 A 型大動脈解離を回避するために
① 解離症例にはタッチアップを行わない
② オーバーサイジングを避ける：エントリーを認める大動脈径のジャストサイズを選択

K エンドリーク

- 術後は定期的な CT フォローが必要である．エンドリークにより瘤径拡大を認める場合は追加処置を考慮する

1 Type I
1. 追加ステント留置
2. zone 0〜1 へのランディングが必要な場合は debranching を考慮

2 Type II
1. 経動脈的塞栓術
2. CT ガイド下瘤内塞栓術

L TEVAR 感染

1. TEVAR 感染した場合は，瘤壁を含めたステントグラフト全抜去が必要となる
2. 術前に PET-CT を施行し感染の波及を確認（図 130）
   ① 部分体外循環または，超低体温循環停止体外循環ができるようにセットアップ
   ② 瘤壁およびステントグラフト留置部を含めた大動脈壁を全切除
   ③ パルスイリゲーションシステムにて十分に洗浄（図 131）
   ④ リファンピシン浸漬人工血管を用いて in-situ 再建

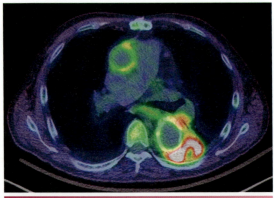

図130 ● PET-CT による感染巣の確認（SUV max：7.0）

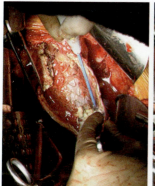
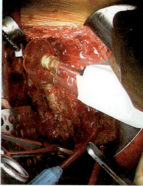

図131 ▪ ステントグラフト抜去およびパルスイリゲーションシステムを用いた洗浄

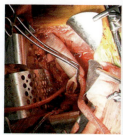
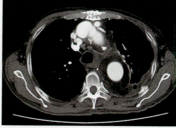

図132 ▪ リファンピシン浸漬グラフトによる下行置換および人工血管周囲大網充填

⑤ 大網充填(図132)
⑥ 術後抗菌薬

10 血管外傷治療とコツ

A 患者到着時から検査まで

1. 開放性の血管外傷は駆血,あるいは圧迫により出血コントロールされる.非開放性の血管外傷は不顕性であることも多く,CTを撮影された際に発見されることが多い
2. ショックを呈する場合は,早急な治療が必要とされるが,全身管理のもとに検査,治療に向かう
3. 血管を修復すべきか,閉塞すべきか,保存的に経過観察すべきかは,病態・損傷部位・損傷範囲による

B 救急処置と管理

- 末梢ライン,直接動脈圧を把握し,出血を助長しない適切な血圧にコントロールし,大量輸液・輸血により循環動態を安定させる

C 検　査

1. 採血:貧血の程度,凝固系の評価,生化学検査(臓器障害などの評価),血液ガス
2. CT,エコー:出血点の同定,治療方針の決定

D 病態別治療方針

1 大血管・腸骨損傷

1. 以前は開胸あるいは開腹による治療が行われていたが,最近では大動脈内ステントグラフト留置術が第一選択である

❷ 出血が多量の場合，輸液で安定させての治療となるが，麻酔導入に際して血管拡張，ショックとなることがあるため，麻酔導入前から大量輸液をしておくのが安全である

1) 胸部大動脈損傷

❶ 循環が安定しているなら，至急手術あるいは TEVAR の準備を行う

❷ 循環が不安定の場合，あるいはショックを呈する場合は，開胸大動脈遮断やブロックバルーンによる止血を試みる，あるいは，緊急 TEVAR を施行する

❸ 外傷性大動脈損傷の好発部位は遠位弓部小彎側（大動脈峡部）であり（50〜60％），仮性瘤あるいは解離が発生する．zone 2 TEVAR での瘤閉鎖が可能なことが多い

2) 腹部大動脈損傷

❶ 病態が進行性の場合は，ブロックバルーンによる出血のコントロールを行う

❷ ステントグラフトあるいは開腹による治療を行う

3) 腸骨動脈損傷

● ブロックバルーンなどによる出血のコントロールを行い，ステントグラフトあるいは直達手術を行う

2 末梢血管損傷

● 意外と病態は安定していることが多いが，臓器障害を伴う場合は，血管の治療とともに臓器の治療が必要となる

1) 四肢末梢動脈損傷

❶ 末梢血管の修復（直接修復，パッチ修復）あるいはバイパス（静脈または人工血管）を行う

❷ 整形外科的機能障害を伴う場合は，整形外科治療に従う

2) 内腸骨動脈系の損傷・骨盤内出血

❶ 血管造影下に，コイル塞栓などによる止血を行う

❷ 内腸骨動脈そのものの閉塞が必要な場合は，AVP などによる塞栓を行うこともある

3) 内臓動脈の損傷

● 血管造影下に，コイルによる栄養動脈の塞栓術を行う

3 静脈系の損傷
1. CTで病態を把握し，保存的に経過観察を行う
2. 血管内治療や外科的治療が必要ないことが多い

4 動静脈シャントの形成
1. 四肢に発生する．しばしば経過観察可能であるが，時機をみて，シャント閉鎖術を行う
2. 大きなシャントの例として，腎動静脈シャントが発生した場合などは，静脈灌流の増大に伴い，心不全を呈することがある．この場合は，腎動脈を起始部で塞栓してその後，腎臓の摘出が必要となることがある

使用薬剤一覧

A 注射薬

1 昇圧薬

薬剤名・容量	使用法・備考
● エフェドリン Ephedorin 40 mg/1 mL	10 cc に希釈（4 mg/mL）して 1 mL ずつ静注 [持続時間] 静注 3 ～ 10 min
[ドパミン dopamine] ● イノバン Inovan 100 mg/5 mL	シリンジで持続点滴 　1 mL/hr = 1 μg/kg/min になる ※ 10 μg/kg/min 以上は末梢からの投与禁忌
● カタボン Catabon Low： 200 mg/200 mL Hi： 600 mg/200 mL	0.06 ×体重 mL/hr で 1 μg/kg/min [カタボン Low] 　または 0.02 ×体重 mL/hr で 1 μg/kg/min [カタボン High]
[ドブタミン dobutamin] ●ドブトレックス Dobutrex 100 mg/5 mL	作り方はイノバンと同じ 【使用注意】肥大型心筋症には禁忌 ※ 10 μg/kg/min 以上では作用が頭打ちになる
● プロタノール Proternol 0.2 mg/1 mL	シリンジで持続点滴． 1A を全量 333 ÷体重 mL に希釈，0.01 μg/kg/min = 1 mL/hr 【使用注意】0.01 μg/kg/min で開始して効果がでるまで増量．最大 0.5 μg/kg/min まで増量．過量投与で不整脈誘発作用
● ボスミン Bosmin 1 mg/1 mL	心停止とアナフィラキシーショックに用いる． ・心停止⇒ 0.5 ～ 1 A 静注 ・アナフィラキシー⇒ 10 mL に希釈して 1 mL ずつ静注，または 0.5 A 筋注 ・気管支喘息⇒ 0.3 ～ 0.5 mg を皮下注 [持続投与] 　0.01 ～ 0.02 μg/kg/min　β 作用 　0.02 ～ 0.1 μg/kg/min　$\alpha + \beta$ 作用 　0.1 ～ 0.3 μg/kg/min　α 作用

薬剤名・容量	使用法・備考
● **ノルアドレナリン** Nor-adrenalin 1 mg/1 mL	シリンジで持続点滴 10 A を希釈して全量 1,668 ÷ 体重(kg) mL にする．0.1 μg/kg/min = 1 mL/hr 【使用注意】血管外漏出は皮膚壊死．通常は血管拡張薬とともに使う
● **アムリノン** Amrinone 50 mg, 100 mg	1 mg/kg を静注(3〜5分)，以後 10 μg/kg/min で持続静注(5〜15 μg/kg/min の間で調節) 【使用注意】1日最大 10 mg/kg まで 【副作用】血小板減少，長期投与で肝障害
● **コアテック** Coretec 5 mg/5 mL	10 μg/kg を5分で静注，以後 0.1〜0.3 μg/kg/min で持続 【使用注意】他の薬剤を使用しても効果不十分な急性心不全 ＊冠動脈バイパスグラフトのスパスム予防としても使用
● **ハンプ** Hanp 1,000 μg/V	0.1〜0.2 μg/kg/min で持続静注 【作用】細胞内 cGMP 上昇 【適応】急性心不全

❷ 降圧薬

薬剤名・容量	使用法・備考
● **ペルジピン** Perdipine 2 mg/2 mL	50 kg の人で 1 mg 静注．2〜10 μg/kg/min で開始，その後適宜調節 【適応】手術時の異常高血圧，高血圧緊急症
● **ヘルベッサー** Herbesser 10 mg, 50 mg	冠血管スパスム予防 0.5〜5 μg/kg/min 脳血管スパスム予防 0.8〜3 μg/kg/min 術中高血圧　　　　5〜15 μg/kg/min

薬剤名・容量	使用法・備考
● ミリスロール Millisrol 5 mg/10 mL, 50 mg/100 mL	原液 0.24 × 体重（kg）mL を生食で全量 20 mL に希釈．0.1 μg/kg/min = 1 mL/hr ［冠動脈攣縮時］1 A を 100 倍希釈して 1 mL ずつ使用 ［シリンジ］原液を 0.06 × 体重 × mL/hr で 0.5 μg/kg/min 【適応】緊急高血圧　0.2 ～ 5 μg/kg/min 　　　　低血圧維持　1 ～ 5 μg/kg/min 　　　　心不全　0.05 ～ 0.1 μg/kg/min
● プロスタンディン 500 Prostandin 500 μg/V	1V（500 μg）を生食 834 ÷ 体重（kg）mL に溶解，0.01 μg/kg/min = 1 mL/hr 【適応】①手術時の異常高血圧，②心臓手術後の血管拡張，③臓器保護，④肺高血圧，⑤新生児の PDA 開存目的
● ミリスロール Millisrol 1 mg/2 mL, 25 mg/50 mL	原液 0.24 × 体重（kg）mL を生理食塩水で全量 20 mL に希釈．0.1 μg/kg/min = 1 mL/hr 原液のまま　0.06 × 体重（kg）mL/hr　0.5 μg/kg/min 【適応】①緊急高血圧，②低血圧維持，③心不全

3 抗不整脈薬

薬剤名・容量	使用法・備考
● 硫酸アトロピン Atropin 0.5 mg/1 mL	0.5 A または 1 A を静注 【適応】洞徐脈
● プロタノール Proternol 0.2 mg/1 mL	1 A を全量 333 ÷ 体重（kg）mL に希釈 0.01 μg/kg/min = 1 mL/hr 0.01 ～ 0.05 μg/kg/min まで増量可能 【適応】洞徐脈
● ワソラン Vasolan 5 mg/2 mL	1 A をゆっくり静注，2 A まで増量 【適応】①発作性上室性頻拍，②房室結節回帰性頻拍
● アミサリン Amisalin 100 mg/1 mL	1 ～ 2 A をゆっくり静注 【適応】①発作性上室性頻拍，②心室性期外収縮，③心室頻拍

薬剤名・容量	使用法・備考
● リスモダン Rhythmodan 50 mg/5 mL	1〜2 mg/kg をゆっくり静注 【適応】①発作性上室性頻拍, ②心室性期外収縮, ③心室頻拍, ④心房細動, 心房粗動
● キシロカイン Xylocaine 100 mg/5 mL	1 mg/kg 静注. 以後は 1〜4 mg/kg/hr で維持 【適応】①心室性期外収縮, ②心室頻拍
● オノアクト Onoact 50 mg	0.125/kg/min で 1 分間持続注射後, 004 mg/kg/min で持続静注 【適応】手術時の心房細動, 心房粗動, 洞性頻脈
● アンカロン Ancaron 150 mg/3 mL	[急速投与] 125 mg（2.5 mL）を 5％ブドウ糖液 100 mL に, 10 mL/min の速度で 10 分間投与 [負荷投与] 750 mg（15 mL）を 5％ブドウ糖液 500 mL に加え, 容量型の持続注入ポンプを用い 33 mL/hr の速度で 6 時間投与 [維持投与] 17 mL/hr の速度で合計 42 時間投与 ※最大量として 1 日総投与量 1,250 mg まで 【適応】心室細動, 心室粗動, 心機能低下の心房細動 【重篤副作用】間質性肺炎（用量依存性） ※心機能低下例の心臓術後の抗不整脈薬として使用されることが多い
● シンビット Sinbit 50 mg	[単回静注法] 0.3 mg/kg を 5 分間かけて心電図の連続監視下に静脈内に投与 [維持静注法] 単回静注が有効で効果の維持を期待する場合には, 1 時間 0.4 mg/kg を等速度で心電図の連続監視下に静脈内に投与する 【適応】心室細動, 心室粗動 【重篤副作用】QT 延長に伴う Torsades de pointes

4 電解質製剤

薬剤名・容量	使用法・備考
[K製剤] ● KCL 15%, 20 mL	8〜10 mEq/hr を維持輸液に加える 【適応】術後の低K血症
[Na製剤] ● 10% NaCl 20 mL	体重（kg）× 0.2 ×（140 − 血清Na） 　12時間かけて 【適応】低Na血症
[Ca製剤] ● 塩化カルシウム Calcium chloride 2%, 20 mL	5〜7 mg/kg をゆっくり静注 【適応】①低Ca血症，②心不全
[炭酸水素Na] ● メイロン Meylon 17 mEq/20 mL	BE ×体重× 0.3 ＝必要量（mEq） 【適応】①代謝性アシドーシス，②末梢循環不全
[ポリスチレンスルホン酸Na] ● ケイキサレート Kayexalete 5 g	30 g を水に溶解（100 mL）して注腸（小児 0.5 g/kg） 投与量（g）＝（血清K値−目標K値）× 0.4 ×体重（kg） 【適応】高カリウム血症

5 止血薬
1) 注射薬

薬剤名・容量	使用法・備考
● アドナ Adona 50 mg, 100 mg	25〜100 mg 静注 【適応】止血⇒血管壁増強薬． ＊血液凝固系や線溶系には影響なし
● トランサミン Tramsamin 250 mg, 1,000 mg	500〜1,000 mg 静注 【特徴】抗プラスミン作用で活性
● ケイツー Kaytwo 10 mg, 30 mg, 50 mg	10〜20 mg 静注 【適応】ビタミンK不足による凝固因子欠乏

2）組織接着剤（手術用）

材料名	剤型・容量
● ベリプラストP Beriplast P	1 mL, 3 mL, 5 mL
● ボルヒール Bolheal	0.5 mL, 1 mL, 2 mL, 3 mL, 5 mL
● タココンブシート TachoComb	regular（9.5 × 4.8 cm）, half（4.8 × 4.8 cm）, small（3.0 × 2.5 cm）

3）可吸収性止血剤（手術用）

材料名	剤型・容量
［酸化セルロース］ ● サージセル Surgicel	綿型（2.5 × 5.1 cm）, ニューニット（2.5 × 5.1 cm, 2.5 × 8.1 cm, 7.6 × 10.2 cm, 15.2 × 22.9 cm）

6 凝固阻止薬

薬剤名・容量	使用法・備考
● ヘパリン Heparin 5,000 単位 /5 mL	1 mL = 1,000 単位 = 10 mg ・体外循環：3 mg/kg を静注 ・DIC：5,000 〜 10,000 単位を急速に静注 ・動静脈血栓症：5,000 〜 10,000 単位を静注 ・術後血栓予防：50 単位 /kg を 12 時間ごと筋注 【注意】製剤により濃度が異なるものがある
● プロタミン Protamin 100 mg/10 mL	体外循環におけるヘパリン中和 プロタミン 1 mL はヘパリン 1 mL に相当 【使用注意】血圧低下，血栓

7 静脈麻酔薬

薬剤名・容量	使用法・備考
● イソゾール Isozol 500 mg/20 mL	超短時間作用性 ・入眠量　　3 mg/kg ・導入量　　5 mg/kg ・脳保護時　10〜30 mg/kg 導入 　　　　　　3〜10 mg/kg 維持持続 【適応】①短時間麻酔，②除細動時の麻酔，③脳保護
● ディプリバン Diprivan 500 mg/50 mL	・麻酔導入　2〜2.5 mg/kg 静注 ・麻酔維持　4〜10 mg/kg/hr 【適応】①麻酔維持，②術後の鎮静
● ドルミカム Dormicum 10 mg/2 mL	・麻酔維持　0.15〜0.30 mg/kg 静注 【適応】①鎮静，②術後の麻酔維持
● プレセデックス Precedex 200 µg	【作用】α_2 作動性鎮静薬 6 µg/kg/時の投与速度で10分間静脈内へ持続注入し（初期負荷投与），続いて患者の状態に合わせて，至適鎮静レベルが得られるよう，維持量として0.2〜0.7 µg/kg/hr の範囲で持続注入する（維持投与）．また，維持投与から開始することもできる．患者の状態に合わせて，投与速度を適宜減速 【適応】集中治療における人工呼吸中および離脱後の鎮静

8 急性肺障害改善薬

薬剤名・容量	使用法・備考
● エラスポール Elaspol 100 mg	1日量（4.8 mg/kg）を250〜500 mLの輸液で希釈し，24時間かけて静脈内に持続投与する．投与期間は14日以内 【適応】全身性炎症反応症候群に伴う急性肺障害の改善 ※全身性炎症反応症候群（以下のうち，2つ以上を満たすもの） a）体温＞38℃または＜36℃ b）心拍数＞90回/分 c）呼吸数＞20回/分またはPa_{CO_2}＜32 mmHg d）白血球数＞12,000/μL ＊急性肺障害に関しては，以下の全項目を満たすもの a）肺機能低下：機械的人工呼吸管理下でPa_{O_2}/Fi_{O_2} 300 mmHg以下 b）胸部X線所見で両側性に浸潤陰影が認められる c）肺動脈楔入圧≦18 mmHgもしくは左房圧上昇の臨床所見を認めない

B 内服薬

1 強心薬

薬剤名・容量	使用法・備考
● ジゴシン Digosin 0.25 mg/T	維持量　0.25 mg/日 高齢者には血中濃度をモニターして用いる．通常半量を投与 【適応】①慢性心不全，②急性心不全
● ラニラピッド Ranirapid 0.1 mg/T	維持量　0.1〜0.2 T/日 【適応】ジゴシンと同じ
● ネオフィリン Neophyllin 100 mg/T	300〜400 mg/日内服 【適応】①気管支喘息，うっ血性心不全，③閉塞性肺疾患

薬剤名・容量	使用法・備考
● アカルディ Acardi 1.25 mg, 2.5 mg	1回 2.5 mg, 1日 2回まで 【適応】急性もしくは慢性心不全

2 利尿薬

薬剤名・容量	使用法・備考
● ラシックス Lasix 20 mg, 40 mg/T	[ループ利尿薬] 40〜60 mg/日を内服 【適応】①心不全,②全身の浮腫
● ナトリックス Natrix 1 mg, 2 mg	[サイアザイド系利尿薬] 1日1回 2 mg 朝食後 【適応】本態性高血圧
● アルダクトン A Aldacton 25 mg, 50 mg/T	[K保持性利尿薬] 2〜3T/日 【適応】慢性心不全 【注意】高K血症

3 降圧薬

1) ARB（アンジオテンシンⅡ受容体拮抗薬）/ACE（アンジオテンシン変換酵素）阻害薬, ARB

薬剤名・容量	使用法・備考
● レニベース Renivace 2.5 mg, 5 mg, 10 mg	1日 2.5 mg, 5 mg, 10 mg 内服 【適応】①本態性高血圧,②腎性高血圧,③慢性心不全
● ディオバン Diovan 20 mg, 40 mg, 80 mg, 160 mg	1日 40〜80 mg 内服, 1日1回. 1日 160mg まで 【適応】高血圧
● ブロプレス Blopress 2 mg, 4 mg, 8 mg, 12 mg	1日 4〜8 mg 内服, 1日1回. 1日 12 mg まで 【適応】高血圧
● ミカルディス Micardis 20 mg, 40 mg, 80 mg	1日1回 40 mg. ただし 20 mg から開始. 1日 80 mg まで 【適応】高血圧

薬剤名・容量	使用法・備考
● オルメテック Olmetec 10 mg, 20 mg	1日10〜20 mg内服，ただし5〜10 mgから開始．1日1回．1日40 mgまで

2) Ca拮抗薬

薬剤名・容量	使用法・備考
● ペルジピンLA Perdipine LA 20 mg, 40 mg	1日20〜40 mg 【適応】本態性高血圧
● アダラートL Adalat L 10 mg, 20 mg	高血圧　1日20〜40 mg 狭心症　1回20 mg
● ヘルベッサーR Herbesser R 100 mg, 200 mg	1日100〜200 mg 【適応】①狭心症，異型狭心症，②本態性高血圧
● カルブロック Calblock 8 mg, 16 mg	1日8 mgより始め，8〜16 mgで維持 【適応】高血圧
● ノルバスク Norvasc 2.5 mg, 5 mg, 10 mg ● アムロジン Amlodin 2.5 mg, 5 mg, 10 mg	①1日1回2.5〜5 mg．効果不十分の場合1日1回10 mgまで増量可 ②1日1回5 mg 【適応】①高血圧，②狭心症

3) β遮断薬

薬剤名・容量	使用法・備考
● インデラル Inderal 10 mg	狭心症　1日30〜90 mg 高血圧　1日30〜60 mg 【適応】①発作性頻拍の予防，②頻拍性心房細動の予防，③本態性高血圧（軽症〜中等症），④狭心症，⑤褐色細胞腫手術時
● テノーミン Tenormin 25 mg, 50 mg	1日1回50 mg，最大1日100 mg 【適応】①本態性高血圧（軽症〜中等症），②狭心症，③頻脈性不整脈（洞性頻脈，期外収縮）

薬剤名・容量	使用法・備考
● アーチスト Artist 1.25 mg, 2.5 mg, 10 mg, 20 mg	高血圧　1日1回 10〜20 mg 狭心症　1日1回 20 mg 【適応】①本態性高血圧（軽症〜中等症），②狭心症，③慢性心不全
● メインテート Maintate 0.625 mg, 1.25 mg, 2.5 mg, 5 mg	[$β_1$ 受容体遮断作用] 1日1回 5 mg 【適応】①本態性高血圧，②狭心症，③心室性期外収縮 ＊心臓術後の心房細動予防にも使用されることがある

4) 交感神経遮断薬

薬剤名・容量	使用法・備考
● ミニプレス Minipress 0.5 mg, 1 mg	1日1〜1.5 mg, 2〜3回分服 【適応】本態性高血圧，腎性高血圧

5) ARB + Ca 拮抗薬

薬剤名・容量	使用法・備考
● レザルタス Reszaltas LD, HD LD：低用量 HD：高用量	オルメテック+カルブロック
● エックスフォージ Exforge	ディオバン+アムロジピン
● ユニシア Unisia LD, HD LD：低用量 HD：高用量	ブロプレス+アムロジピン

6) ARB +利尿薬

薬剤名・容量	使用法・備考
● プレミネント Preminent	ニューロタン+ヒドロクロロチアド
● エカード Ecard LD, HD LD：低用量 HD：高用量	ブロプレス+ヒドロクロロチアド

薬剤名・容量	使用法・備考
● ミコンビ Micombi AP, BP AP：低用量 BP：高用量	ミカルディス＋ダイクロロチアド
● コディオ Co-dio MD, EX MD：低用量 EX：高用量	ディオバン＋ダイクロロチアド

7）Ca 拮抗薬＋スタチン

薬剤名・容量	使用法・備考
● カデュエット Caduet 1番（2.5 + 5 mg） 2番（2.5 + 10 mg） 3番（5 + 5 mg） 4番（5 + 10 mg）	アムロジピン＋リピトール

4 スタチン製剤

薬剤名・容量	使用法・備考
● メバロチン Mevalotin 5 mg, 10 mg/T ● リバロ Rivalo 1 mg, 2 mg/T（強力） ● リピトール Ripitor 5 mg, 10 mg/T（強力） ● クレストール Crestor 2.5 mg, 5 mg/T（最強）	①高脂血症治療薬 ②副作用として横紋筋融解症に注意（重篤）．CPK の検査

5 抗不整脈薬

薬剤名・容量	使用法・備考
● アミサリン Amisalin 125 mg, 250 mg/T	1回 250〜500 mg, 6時間ごと 【適応】①期外収縮, ②発作性頻拍, ③心房細動, 心房粗動
● リスモダン Rhthmodan 50 mg, 100 mg	1回 100 mg, 1日3回 【適応】期外収縮, 発作性頻拍, 心房細動
● シベノール Cibenol 50 mg, 100 mg/T	1日 300 mg 【適応】期外収縮, 発作性頻拍, 心房細動
● メキシチール Mexitil 50 mg, 100 mg	1日 300〜450 mg, 3回分服 【適応】期外収縮, 発作性頻拍, 心室頻拍
● アスペノン Aspenon 10 mg, 20 mg	1日 40 mg より始め, 60 mg まで 【適応】期外収縮, 発作性頻拍, 心房細動
● サンリズム Sunrhythm 25 mg, 50 mg	1日 150 mg, 3回に分服 【適応】発作性頻拍, 期外収縮, 心房細動
● アンカロン Ancaron 100 mg	導入 1日 400 mg, 1〜2回分服 維持 1日 200 mg, 1〜2回分服 【適応】心室頻拍, 期外収縮, 心房細動

6 抗血栓薬

1）抗凝固薬

薬剤名・容量	使用法・備考
● ワーファリン Warfarin 1 mg/T	1〜5 mg を1日1回内服 【適応】人工弁術後，人工血管術後，静脈グラフト術後
● プラザキサ Prazaxa 75 mg，110 mg	150 mg（75 mg 2カプセル）を1日2回 300 mg/日 ・腎機能障害，70歳以上の患者，消化管出血の既往を有する患者などの出血の危険性が高いと判断される患者では，本剤1回110 mg 1日2回投与を考慮 【適応】非弁膜症性心房細動患者における虚血性脳卒中および全身性塞栓症の発症抑制

2）抗血小板薬

薬剤名・容量	使用法・備考
● プラビックス Plavix 25 mg，75 mg/T	1日75 mg，1分服，年齢，体重，症状により50 mg 【適応】虚血性脳血管障害（心原性脳塞栓症を除く）後の再発抑制，経皮的冠動脈形成術（PCI）が適用される急性冠症候群
● パナルジン Panaldine 100 mg	1日200〜300 mg，2〜3分服 【適応】人工弁術後，人工血管術後，慢性動脈閉塞症
● バイアスピリン 100 mg/T	1日100〜300 mg，1〜3分服 【適応】冠動脈バイパス術後，狭心症・心筋梗塞，虚血性脳血管障害
● プレタール Pletaal 50 mg，100 mg	1回100 mg，1日2回 【適応】慢性動脈閉塞症，末梢血行障害
● エパデール Epadel 300 mg	1回600 mg，1日3回 【適応】慢性動脈閉塞症，末梢血行障害

薬剤名・容量	使用法・備考
● プロサイリン Procylin 20 μg/T	1回40 μg，1日3回 【適応】慢性動脈閉塞症，末梢血行障害
● アンプラーグ Anplag 50 mg，100 mg/T	1回100 mg，1日3回 【適応】慢性動脈閉塞症，末梢血行障害

7 狭心症治療薬
1）亜硝酸薬

薬剤名・容量	使用法・備考
● ニトログリセリン Nitroglycerin 0.3 mg/T	1回1T，舌下 【適応】狭心症，心筋梗塞，心臓喘息
● ニトロール Nitrol 5 mg/T	1回5〜10 mg，1日3回 【適応】狭心症，心筋梗塞，冠状動脈硬化症
● ニトロールR Nitrol R 20 mg	1回20 mg，1日2回 【適応】狭心症，心筋梗塞，冠状動脈硬化症

2）Ca拮抗薬

薬剤名・容量	使用法・備考
● アダラートL Adalat L 10 mg，20 mg	狭心症　1回20 mg，1日2回 高血圧　1回20 mg，1日2回 【適応】狭心症，本態性高血圧，腎性高血圧
● ヘルベッサー Herbesser 30 mg，60 mg	1回30 mg，1日3回 1回30〜60 mg，1日3回 【適応】狭心症，異型狭心症，高血圧

参考文献

　コンピューターで自由に文献検索ができるようになった昨今，多くの文献を網羅的に列挙することは無駄である．それよりも，血管外科を研修する若い先生達が，一読するべき成書を参考図書として挙げておくことが有意義と思われる．本書の項目をもっと深めて勉強したい時に，参考となると思われる成書を列挙した．特に日本脈管学会から出されている『脈管専門医のための脈管学』は脈管専門医試験のテキストでもあり最重要文献と考えている．

1) 佐藤　洋：画像から読み解く血管エコー；決め手の一枚, メデイカ出版, 2014
2) 髙本真一, 松尾　汎：血管疾患を診る, 文光堂, 1998
3) 松尾　汎：新・目でみる循環器病シリーズ：血管疾患を知る, メジカルビュー社, 2005
4) 日本脈管学会（編）：下肢閉塞性動脈硬化症の診断・治療指針2, 共和企画, 2007
5) 日本脈管学会（編）：脈管専門医のための脈管学, メディカルトリビューン, 2010
6) 宮本伸二：イラストでわかる実施困難症例の大動脈ステントグラフト, 南江堂, 2013

索 引

欧 文

A
acceleration time（AT） 27, 35
Adamkiewicz 動脈 144, 150, 163
ankle brachial pressure index（ABI） 6, 61, 93
ASO 6
AVP 168

B
B-Flow Winker 24
blue toe syndrome 112

C
Carrel patch 108
CEAP 分類 1
Coselli 4 分枝付き人工血管 144
Crawford 分類 146

D
David 法 136
debranching TEVAR 157, 161

E
elephant trunk 132

endovenous heat induced thrombosis（EHIT） 80
European Carotid Surgery Trial（ECST） 26
EVAR 117

F
floating plaque 23
Fogarty カテーテル 84
Fontaine 分類Ⅱ度 6
Fontaine 分類Ⅲ度 6, 93

G
Giacomini 静脈 74

I
infrarenal AAA 13
in-situ 7, 129
instruction for use（IFU） 123, 151
intima-media complex（IMC） 21
intima-media thickness（IMT） 21

J
JACVSD risk calculator 16
Japan SOCRE2 16
jellyfish plaque 23

jellyfish sign　25
juxtarenal AAA　13

K・L
kissing stent　85
Linton パッチ　90

M
Marfan 症候群　132
MDCT　149, 163
MEP　144, 163
　——モニター　147
Miller カフ　90
mobile plaque　23
MRSA　100
myonephropathic metabolic syndrome（MNMS）　84

N
non-reverse 法　7
North American Symptomatic Carotid Endarterectomy Trial（NASCET）　25
nutrition support team（NST）　94

O
open stent　132
Osirix　121

P
PAD　60

peak systolic velocity（PSV）　25, 35
peak systolic velocity ratio（PSVR）　45
Perthes 検査　4
PET-CT　164
post stenotic pattern　46
PTA　7
pulse wave Doppler（PWD）　35

R
Ratschow Test　60
reimplantation 法　134
resistance index（RI）　58
reverse 法　7
Rutherford 分類Ⅱ〜Ⅳ度　93

S
sapheno-femoral junction（SFJ）　50
sapheno-popliteal junction（SPJ）　50
saphenous compartment　74
Satinsky 型大動脈遮断鉗子　106
Schaffer ring　137
Sino-tubular junction repair　140
spinal cord plegia　149
SPP　61, 93

Stanford A 型解離　132, 139

suprarenal AAA　14

surgical site infection（SSI）98

T

TASC Ⅱ分類　7
Taylor カフ　90
TBI　63
tcpO$_2$　93
TEE　132
TEVAR　151
　——感染　164
Th8 〜 L2 間　149
Trendelenburg 検査　4
tumescent local anesthesia（TLA）　74
Tyrell カフ　90

V

Valsalva 洞　139
　——グラフト　132
valvotome　90
vascular access　55, 94
VascuQOL　68

Z

zone 0 total debranching　158
zone 1 two debranching　160
zone 分類　153

和文

あ

アクセス損傷　126
アクセスルート　117
アクセラレーションタイム　27, 35
アロマトリートメント　69
アンチバイオグラム　99

い

インフォールディング　117

う

右腋窩送血　141
右腕頭動脈　142
運動誘発脊髄電位　144

え

栄養サポートチーム　94
エコー輝度　22
エチボンド糸　133
エルフラージュ　69
炎症性瘤　105
エンドリーク　117, 126, 163

か

下行大動脈置換術　144
下肢挙上・下垂テスト　60
下肢静脈エコー　48
下肢静脈瘤手術　73
下肢静脈瘤の症状　1
下肢静脈瘤の臨床分類　1

下肢動脈エコー　32
下腸間膜動脈再建　107
可動性プラーク　23
感染性腹部大動脈瘤　113
　　──手術　113
感染瘤　105
灌流カテーテル　145

き
脚閉塞　112
逆行性A型大動脈解離　163
逆行性塞栓　106
急性大動脈解離　139
急性動脈閉塞　83
弓部全置換術　141
胸腹部大動脈置換術　144
胸腹部大動脈瘤　161
　　──手術　146
胸部ステントグラフト治療　151
胸部大動脈瘤　14
　　──手術　131

く
クランプテスト　149
グルコン酸クロルヘキシジン　100

け
経食道心エコー　132
頸動脈エコー　19
経動脈的塞栓術　127
軽度低体温　144

経皮酸素分圧測定　93
経皮的血管形成術　7
経腰的塞栓術　127
血管外傷　167
血管裂孔　32
血栓内膜摘除術　6
血流ネットワーク　150

こ
ゴアテックス4-0糸　137
硬化療法　78
口腔内ケア　112
高周波焼灼術　76
コンパートメント症候群　84

さ
最大横径　105
左総頸動脈　143
左大腿動静脈　144
左右腎動脈　144

し
ジェリーフィッシュ・サイン　25
ジェリーフィッシュ・プラーク　23
自己拡張型ステント　86
自己静脈バイパス　90
シャント　94
収縮期最大血流速度　25, 35
常温体外循環　144
上行大動脈置換術　138

上肢動静脈エコー 54
上腸間膜動脈 144
小伏在静脈-膝窩静脈合流
　部 50
静脈エコー 4
静脈造影 6
静脈脈波検査 4
静脈瘤 52
シーリングゾーン 117
心エコー 15
心筋シンチ 15
心筋保護液 134
人工血管感染 101
人工血管置換 106
人工血管内挿縫合 140
人工血管バイパス 88
人工血管閉塞 101
真性瘤 131
腎動脈下腹部大動脈瘤 13
腎動脈上腹部大動脈瘤 14
腎動脈塞栓症 111
深部静脈 73
深部静脈血栓症 52, 81
腎不全 144

す
髄液ドレナージ 147
ステント 86
　——フラクチャー 117
　——閉塞 101
ステントグラフト感染
　129
ステントグラフト脚閉塞
　126
ストリッピング手術 76

せ
脊髄障害 146
脊髄保護 162
　——液 149
前脊髄動脈 150
選択的脳灌流 132
穿通枝 74

そ
造影 CT 4, 15, 105
総大腿静脈-大伏在静脈合
　流部 50
創部感染 98
足関節上腕血圧比 6, 61,
　93
足趾血圧測定 63

た
大動脈解離 131
大動脈-下大静脈瘻 106
大動脈基部置換術 132
大動脈遮断 106
大動脈-十二指腸瘻 106
大動脈-人工血管吻合 107
大動脈弁閉鎖不全 132
大動脈瘤 105
大網 114
　——充填 115
ダクロンフェルト帯 107
タッチアップ 117
タバチエール 95
弾性ストッキング指導 63

ち
超低体温循環停止　132
治療長　117

つ
椎骨動脈系　150
対麻痺　144
　　――対策　147

て
デプロイメント　117

と
透析バスキュラーアクセス　94
ドプラ血流計　4, 63

な
内中膜複合体　21
　　――厚　21
内腸骨動脈系　150
内腸骨動脈再建　108
内腸骨動脈瘤合併　108
内転筋腱裂孔　33
ナックルワイヤリング　86

ね
ネック　117
年間瘤破裂率　105

の
嚢状瘤　12
脳保護法　132

は
バイパス術　7
バスキュラーアクセス　55, 94
　　――閉塞　102
バスキュラーナース　59
パルスジェット・システム　114
バルーン拡張型ステント　86
破裂　105

ひ
皮膚灌流圧　61, 93
ビーフロー・ウィンカー　24
表在静脈　74

ふ
腹腔動脈　144
腹部ステントグラフト治療　117
腹部大動脈エコー　28
腹部大動脈-十二指腸瘻　113
腹部大動脈瘤　12, 105
フットケア　65
　　――チーム　94
部分体外循環　144
フリクション　70
ブルドッグ鉗子　110
プロタミン　143
ブロックバルーン　168

フ

フローティング・プラーク 23
分節遮断法 149

へ

閉塞性動脈硬化症 6
ヘパリン 144

ほ

傍腎動脈腹部大動脈瘤 13
紡錘状瘤 12
ポビドンヨード 100
ポリプロピレン糸 107

ま

マイグレーション 117, 129
末梢動脈疾患 60
　——手術 83
末梢動脈塞栓症 111

み

ミオグロビン血症 83
ミルキング 52

め

メディカルアロマトリートメント 69

も

モバイル・プラーク 23

よ

腰動脈系 150
4分枝付き人工血管 141

ら

ランディングゾーン 117, 151

り

リファンピシン 114, 129
瘤拡大速度 105
瘤切除 78
リンパ瘻 106

れ

冷却リンゲル液 145

ろ

肋間動脈系 150
肋間動脈再建 149
ロングバルーン 87

わ

腕頭動脈 143

実際に手を動かしている医師・ナース・技師による
必携！　血管外科診療ハンドブック

2017年4月25日　発行

編集者　末田泰二郎
発行者　小立鉦彦
発行所　株式会社　南　江　堂
〒113-8410 東京都文京区本郷三丁目42番6号
☎（出版）03-3811-7236　（営業）03-3811-7239
ホームページ http://www.nankodo.co.jp/

印刷・製本　壮光舎印刷
装丁　夜久隆之（Amazing Cloud Inc.）

Handbook of Vascular Surgery
© Nankodo Co., Ltd., 2017

Printed and Bound in Japan
ISBN978-4-524-25573-3

定価は表紙に表示してあります．
落丁・乱丁の場合はお取り替えいたします．
ご意見・お問い合わせはホームページまでお寄せください．

本書の無断複写を禁じます．

JCOPY 〈（社）出版者著作権管理機構　委託出版物〉
本書の無断複写は、著作権法上での例外を除き、禁じられています．
複写される場合は、そのつど事前に、（社）出版者著作権管理機構
(TEL 03-3513-6969, FAX 03-3513-6979, e-mail: info@jcopy.
or.jp) の許諾を得てください．

本書をスキャン，デジタルデータ化するなどの複製を無許諾で行
う行為は，著作権法上での限られた例外（「私的使用のための複製」
など）を除き禁じられています．大学，病院，企業などにおいて，内
部的に業務上使用する目的で上記の行為を行うことは私的使用
には該当せず違法です．また私的使用のためであっても，代行業
者等の第三者に依頼して上記の行為を行うことは違法です．

代表的な術式や心臓麻酔、体外循環、経食道心エコーなど、
手術室で必須の知識をすぐに確認できるポケットマニュアル。

Handbook for
Cardiovascular Surgery in Operating Room

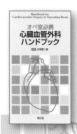

オペ室必携
心臓血管外科ハンドブック

編著 末田泰二郎

外科医，麻酔科医，看護師，臨床工学技士など，心臓血管外科手術に携わるスタッフが共通して知っておくべき知識をコンパクトに解説．姉妹書「新病棟必携 心臓血管外科ハンドブック」との併用で，術前・術中・術後にわたる知識を網羅．

■新書判・190頁 2013.6. ISBN978-4-524-26914-3 定価（本体3,200円+税）

研修医からコメディカルまで、心臓血管外科の初心者向けに書かれた
病棟診療のミニマムエッセンス。

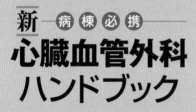

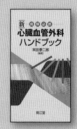

編著 末田泰二郎

日常診療において必須の診療技術と知識に内容を絞り，箇条書で具体的に解説．処置，器具，手技はオリジナルのイラストで系統的に図解．「ワンポイントテクニック」や巻末の使用薬剤一覧（注射薬と内服薬）が，さらなる知識の整理に役立つ．

■新書判・206頁 2012.3. ISBN978-4-524-26955-6 定価（本体3,000円+税）

南江堂 （営業）TEL 03-3811-7239 FAX 03-3811-7230

定価は消費税率の変更によって変動いたします．消費税は別途加算されます．